Ted Knoester

Contractmanagement in de praktijk

Ted Knoester

Contractmanagement in de praktijk

Derde druk

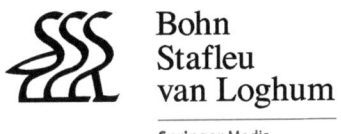

Bohn
Stafleu
van Loghum

Springer Media

Houten 2013

ISBN 978-90-368-0384-7

© Bohn Stafleu van Loghum, onderdeel van Springer Media 2013
Alle rechten voorbehouden. Niets uit deze uitgave mag worden verveelvoudigd, opgeslagen in een geautomatiseerd gegevensbestand, of openbaar gemaakt, in enige vorm of op enige wijze, hetzij elektronisch, mechanisch, door fotokopieën of opnamen, hetzij op enige andere manier, zonder voorafgaande schriftelijke toestemming van de uitgever.

Voor zover het maken van kopieën uit deze uitgave is toegestaan op grond van artikel 16b Auteurswet j° het Besluit van 20 juni 1974, Stb. 351, zoals gewijzigd bij het Besluit van 23 augustus 1985, Stb. 471 en artikel 17 Auteurswet, dient men de daarvoor wettelijk verschuldigde vergoedingen te voldoen aan de Stichting Reprorecht (Postbus 3060, 2130 KB Hoofddorp). Voor het overnemen van (een) gedeelte(n) uit deze uitgave in bloemlezingen, readers en andere compilatiewerken (artikel 16 Auteurswet) dient men zich tot de uitgever te wenden.

Samensteller(s) en uitgever zijn zich volledig bewust van hun taak een betrouwbare uitgave te verzorgen. Niettemin kunnen zij geen aansprakelijkheid aanvaarden voor drukfouten en andere onjuistheden die eventueel in deze uitgave voorkomen.

Eerste druk, 2005
Tweede druk, 2009
Derde druk, 2013

NUR 801
Ontwerp omslag: Studio Bassa, Culemborg
Automatische opmaak: Crest Premedia Solutions (P) Ltd., Pune, India

Bohn Stafleu van Loghum
Het Spoor 2
Postbus 246
3990 GA Houten

www.bsl.nl

Inleiding

Ik had eens een slim hoofd inkoop die mij vroeg een abc-analyse uit te draaien van de leveranciers. Niet op basis van ingekochte omzet maar op basis van gefactureerde omzet. Wat bleek? De top tien van leveranciers bestond voor de helft uit leveranciers van diensten. Leveranciers waarop de afdeling inkoop tot dan toe helemaal geen grip had. Inkoop was tot op dat moment vooral gericht op het inkopen van materialen en investeringen. Hierdoor viel de helft van de bij derden betrokken omzet van de instelling waar ik toen werkte buiten de competentie van inkoop.

Deze ervaring was voor mij aanleiding om mij te concentreren op de inkoop van diensten. Ik ontdekte dat er bestanden van tientallen contracten aanwezig waren – waarvan sommige meer dan tien jaar oud – op basis waarvan nog steeds diensten werden uitgevoerd. Soms ook was het contract gewoon niet meer te vinden, maar er werd wel werk op uitgevoerd en gefactureerd.

Voortbordurend op de ervaring die ik bij KPN had opgedaan, kwam ik erachter dat het inkopen van diensten beslist iets anders is dan het inkopen van materialen. Er zijn nu eenmaal andere vaardigheden en kennis voor nodig. Door het doorspitten van vele honderden contracten, het onderhandelen met leveranciers en door te praten met deskundigen binnen de organisatie heb ik de kennis ontwikkeld die nodig is voor contractbeheer.

Omdat steeds meer diensten worden uitbesteed en er erg veel geld door contracten wordt afgedekt, is in het bedrijfsleven de behoefte ontstaan om een nieuwe functie te creëren, namelijk die van contractmanager. Dit is voor mij aanleiding geweest om een boek te schrijven over contractmanagement, dat is gebaseerd op de zaken waar ik in de loop der jaren tegenaan ben gelopen. Het inkopen van diensten wordt hierbij gezien als basis van het contractmanagement. Contractbeheer is daar een onderdeel van.

Dit is geen boek om het vak inkoper te leren. Daarover is inmiddels al veel literatuur verschenen. Bepaalde inkoopzaken en bijvoorbeeld onderhandelingstechnieken worden als bekend verondersteld. Dit boek is bestemd voor inkopers maar ook voor facilitair managers en hoofden technische dienst die veel met contracten te maken hebben.

Veel organisaties, zoals ziekenhuizen, overheidsinstellingen en nutsinstellingen, maar ook grote bedrijven, banken en verzekeraars, blijken voor hun facilitaire ondersteuning en automatisering afhankelijk van honderden contracten. Hoewel contractmanagement vaak niet tot de *core business* van een bedrijf gerekend wordt, vertegenwoordigt het wel een aanzienlijk kapitaal en een aanzienlijk deel van de exploitatiebegroting. Hoog tijd dus dat deze weinig bekende discipline wat meer in de spotlights wordt gezet.

Inhoud

1	**Wat is contractmanagement?**	1
1.1	Hoe is contractmanagement ontstaan?	2
1.2	Wat is het doel van contractmanagement?	3
1.3	Wat doet een contractmanager?	3
1.4	Het opzetten van contractmanagement	5
1.5	De contractprocedure	6
1.6	De contractmanager als intermediair	6
2	**Het inkopen van diensten**	9
2.1	Kenmerken van diensten	10
2.2	Het inkopen van diensten	12
2.3	Het gezamenlijk inkopen van diensten	16
2.4	Total cost of ownership	17
2.5	Risicoanalyse	18
2.6	Garantie	19
3	**In- of uitbesteden**	21
3.1	Voordelen van inbesteden	22
3.2	Voordelen van uitbesteden	23
3.3	Valkuilen van uitbesteden	24
4	**Specialist of totaalleverancier**	27
4.1	Concurrentie	28
4.2	Diensten en Kraljic	28
4.3	Merkonafhankelijk onderhoud	30
4.4	De total supplier	31
5	**Het contract**	33
5.1	Definitie	34
5.2	Commerciële aspecten van het contract	34
5.3	Juridische aspecten van het contract	36
5.4	Ontbindende voorwaarden	37
5.5	Algemene voorwaarden	38
6	**Soorten contracten**	39
6.1	Onderhoudscontracten	40
6.2	Dienstencontracten	41
6.3	Licenties	41
6.4	Service level agreements	42
6.5	Afnamecontracten	43
6.6	Debetcontracten	43
6.7	Huur- en leasecontracten	44

7	**Beoordelen van een contract**	45
7.1	Vergoeding, facturering en betaling	46
7.2	Overdracht van rechten en plichten	47
7.3	Aansprakelijkheid	48
7.4	Duur van de overeenkomst	48
7.5	Recht en geschillen	49
7.6	Onderhoudsovereenkomsten	49
7.7	Licenties	50
8	**Onderhandelen over het contract**	51
8.1	Het vak onderhandelen	52
8.2	Onderhandelen over contracten	53
8.3	De contractmanager binnen een DMU	54
9	**Contract maken**	57
9.1	Het zelf maken van een contract	58
9.2	Functioneel specificeren	58
9.3	Meer flexibiliteit inbouwen in contracten	58
10	**Contractbeheer**	61
10.1	Het opzetten van een contractenbestand	62
10.2	Het digitale bestand	64
10.3	Actualiseren	64
10.4	Rapportage	65
11	**Contractbewaking**	67
11.1	Juridisch	68
11.2	Operationeel	68
11.3	Financieel	69
11.4	Commercieel	69
12	**Inkopen van energie**	71
12.1	De energiemarkt	72
12.2	Inkopen van elektriciteit	73
12.3	Inkopen van gas	74
12.4	Monitoren van energieleveranties	74
13	**Europese aanbesteding**	77
13.1	Wat is Europees aanbesteden?	78
13.2	Het Europees aanbesteden van diensten	81
13.3	Innovatief aanbesteden	82
14	**Duurzaam inkopen**	87
14.1	Wat houdt duurzaam inkopen in?	88
14.2	Duurzaam inkopen van diensten	88

15	**Diensten inkopen via internet**	91
15.1	E-procurement	92
15.2	Veiling op internet	92
16	**Het contracteren van ICT-contracten (software)**	95
16.1	De onderhandeling	96
16.2	Users	96
16.3	Stand alone of via internet	96
16.4	Apparatuur	97
16.5	Open source-bronbestanden	97
16.6	Betaling	97
16.7	Het contracteren	97
16.8	Het testen	98
16.9	Het onderhoud	98
16.10	Algemene voorwaarden	99
17	**Het inhuren van externen**	101
17.1	Het afsluiten van het contract	102
17.2	Het bewaken van het contract	103
18	**Valkuilen bij het contractbeheer**	105
18.1	Valkuil: een kwestie van specificeren	108
19	**Leveranciersmanagement**	111
19.1	Het doel van leveranciersmanagement	112
20	**Conclusie: contractmanagement als strategisch instrument**	115
20.1	Ontwikkeling van de functie van contractmanager	116

Bijlagen

Bijlage 1 Algemene inkoopvoorwaarden van de gemeente X ... 121

Bijlage 2 Voorbeeld van een standaard-serviceovereenkomst ... 135

Literatuur ... 149

Register ... 151

Wat is contractmanagement?

1.1	Hoe is contractmanagement ontstaan? – 2
1.2	Wat is het doel van contractmanagement? – 3
1.3	Wat doet een contractmanager? – 3
1.4	Het opzetten van contractmanagement – 5
1.5	De contractprocedure – 6
1.6	De contractmanager als intermediair – 6

> **Contractmanagement een nieuw vak? Ja en nee.** Contracten zijn er natuurlijk altijd al geweest. En ze werden ook altijd afgesloten. Alleen bestond er geen eenvormigheid in zowel de besluitvorming als het beheer van contracten. Aan contracten zit een multidisciplinair aspect: juridisch, commercieel, technisch enzovoort. Er behoort dus een intermediair te zijn die alle deskundigheid samenbindt en de zaken bewaakt. Dit is de basis voor contractmanagement.

1.1 Hoe is contractmanagement ontstaan?

Bijna elk bedrijf heeft te maken met contracten. Een contract is een document waarin de wederzijdse verplichtingen tussen twee of meer partijen staan beschreven. Pas de laatste tijd is er aandacht ontstaan voor het vak van contractbeheerder en contractmanager. Dit is opmerkelijk omdat er al eeuwen met contracten gewerkt wordt. Hoe ging het vroeger dan? Contracten werden altijd al gezien als gewichtige documenten en daarom werden ze meestal door de directeur ondertekend. Deze borg ze dan op in zijn la en ze kwamen alleen maar tevoorschijn als er iets aan de hand was. In principe is dat een goede zaak: het contract wordt opgeborgen tot aan de tijd dat het verlopen is en er een nieuw contract moet worden afgesloten. Vooral bij een contract met stilzwijgende verlenging kan dat een zeer lange tijd zijn. Als het contract tussentijds tevoorschijn moet worden gehaald, is er dus wat aan de hand en vaak niet iets positiefs. Pas dan blijken de onderling gemaakte afspraken werkelijk van belang en komt er juridische fijnslijperij aan te pas.

Toen organisaties groter werden en er meer specialismen ontstonden, werden contracten die betrekking hadden op specifieke specialismen steeds vaker door specialisten afgesloten. Zo werden contracten voor het onderhoud door de technische dienst afgesloten, contracten voor automatisering door de afdeling ICT, contracten met uitzendbureaus door P&O en contracten voor de keuken door de catering. Contracten raakten verspreid over de gehele organisatie en er was geen overzicht meer. Niemand wist precies wat het totale bedrag was dat in contracten was vastgelegd. De verwarring werd nog groter omdat naast de contractmanager ook andere functionarissen zich met contracten bezighielden, denk maar aan juridisch adviseurs en inkopers. Om met deze laatsten te beginnen: het lijkt logisch dat de afdeling inkoop sterk betrokken is bij het contractmanagement; zij gaat immers verplichtingen aan en een contract bestaat uit op schrift gestelde verplichtingen. Toch is de praktijk vaak heel anders. De meeste contracten betreffen de inkoop van diensten. Veel inkoopafdelingen – de goede niet te na gesproken – zijn niet in voldoende mate betrokken bij het afsluiten van dienstencontracten. Dit proces gaat nog te vaak buiten de inkoop om. En dit terwijl het om aanzienlijke bedragen kan gaan, bijna een kwart van de inkoopomzet. Inkoopafdelingen zijn te veel gericht op het inkopen van goederen en investeringen. Hierbij is overigens geen sprake van contracten maar van prijsafspraken. Het verschil hiertussen wordt in hoofdstuk 2 uitgelegd.

De laatste tijd zijn veel bedrijven en instellingen er achter gekomen dat de afgesloten contracten een aanzienlijk deel van de exploitatiebegroting van een bedrijf of instelling uitmaken. In het kader van de portfolio van Kraljic, waarin inkooppakketten in verschillende segmenten worden onderverdeeld, blijken veel contracten bovendien nog onder de strategische producten te vallen (zie voor een verdere uitwerking hiervan hoofdstuk 4).

1.2 Wat is het doel van contractmanagement?

Waarom zal een organisatie één of meer functionarissen aantrekken en een afdeling contractmanagement opzetten? Wat kan contractmanagement voor een bedrijf betekenen? Voordat ik deze vragen kan beantwoorden, moet ik mij eerst afvragen waarom men een contract sluit. Het antwoord is: risicobeperking voor alle partijen. Men legt vast dat men voor een vooraf bepaalde periode een verplichting ten opzichte van elkaar heeft. Hierdoor komen beide partijen niet voor verrassingen te staan. Het contract vormt meestal een sluitstuk van een aanbestedingstraject. Vaak is de aankoop van een dienst al in zo'n vergevorderd stadium dat een discussie hierover geen struikelblok meer mag zijn. Leveranciers weten dit heel goed. Na het afsluiten gaat het contract in de kast en heeft het verder een passief bestaan. Met een stilzwijgende verlenging kan het contract oud en vergeeld zijn voor het ooit weer uit de kast wordt gehaald.

Ook de bewaking van de prestatie van de leverancier laat in veel gevallen te wensen over. Heeft de leverancier wel gedaan wat er in het contract staat? En wat staat er ook alweer in het contract? Het komt nogal eens voor dat er te laat wordt gereageerd op het aflopen van een contract. Er moet dan snel even iets geregeld worden. Dit is natuurlijk niet bevorderlijk voor de onderhandelingspositie van de kopende partij. Contracten dienen dus actief beheerd te worden. De doelstelling van contractmanagement moet dan ook de volgende zijn.

» Contractmanagement is het beheren van de verplichtingenadministratie van alle termijnafspraken welke middels een contract zijn vastgelegd met als doel risico's te vermijden, kosten te bewaken en te reduceren, en een bijdrage te leveren aan het strategisch beleid betreffende uitbestedingen. «

1.3 Wat doet een contractmanager?

Een contractmanager heeft de volgende taken:
a. Het beheren van contracten. Dit houdt in: het verzamelen van alle contracten om deze op te nemen in een databestand. Hierdoor is elke verplichting onmiddellijk reproduceerbaar.
b. Het afsluiten van contracten. Het aangaan van de verplichtingen wordt bezegeld door het tekenen van het contract door de procuratiehouder. De contractmanager kijkt of alle voorwaarden aanwezig zijn om het contract te kunnen tekenen. Na tekening worden de gegevens in het databestand vastgelegd.

c. Het beoordelen van contracten. Het door de contractnemer voorgelegde contract moet bekeken worden op onredelijke bedingen en valkuilen. Komt het contract overeen met wat de organisatie wil?
d. Het opstellen van contracten. Om dit soort moeilijke beoordelingen te voorkomen kan de contractmanager ook zelf contracten maken en deze de contractnemer voorleggen.
e. Het onderhandelen over contracten. Over de inhoud van het contract zal vaak met de leverancier onderhandeld moeten worden. Dit kan het beste al tijdens de selectiefase gebeuren. Als een leverancier de opdracht nog niet heeft binnengehaald, is hij eerder bereid water bij de wijn te doen.
f. Het beoordelen van *make or buy*-beslissingen. Vóór een contract wordt afgesloten moet worden bepaald hoe men functionele problemen, zoals een logistiek vraagstuk, wil oplossen. Is het beter om een bepaalde taak zelf uit te voeren of moet het worden uitbesteed? *Benchmarken* en het maken van de juiste calculaties moeten hier duidelijkheid brengen.
g. Het doen van marktonderzoek. Het uitvoeren van *benchmarking*, het netwerken bij collega's en het doen van marktonderzoek zijn ook taken van de contractmanager. Hij is immers 'inkoper van diensten'.
h. Het bewaken van de *performance*. In samenwerking met de technische afdelingen moet worden nagegaan of er gebeurt wat is afgesproken. Zo niet dan is de contractmanager de aangewezen figuur om met de leverancier in gesprek te gaan.
i. Het begeleiden van uitbestedingstrajecten. Dit is het daadwerkelijke inkopen van diensten, bijvoorbeeld de schoonmaak of de wasserij. Het betreft hier meestal complexe trajecten. De contractmanager, met zijn specifieke kennis, is de aangewezen persoon om deze trajecten te begeleiden.
j. Het produceren van managementrapportages. Vanuit zijn digitale bestand kan de contractmanager gegevens aan het management verstrekken over bijvoorbeeld:
    - de looptijd van contracten;
    - de kosten per contract of per afdeling;
    - de bereikte besparingen;
    - budgetoverschrijdingen.

Wat is de positie van een contractmanager in de organisatie? Omdat het hier gaat om het administreren van verplichtingen lijkt het niet onlogisch om hem onder de afdeling inkoop te laten vallen. Maar een positie onder bijvoorbeeld een facilitair manager is eveneens mogelijk. Ook zou deze functie binnen de afdeling juridische zaken kunnen worden ondergebracht, ware het niet dat dit meestal een staffunctie is en een contractmanager is wel degelijk operationeel bezig. Contractmanagement is een multidisciplinaire functie. Er is een grote verscheidenheid aan contacten binnen de organisatie, onder andere met de facilitaire dienst, technische afdelingen, financiële afdelingen, juridische diensten en het management op verschillende niveaus. De contractmanager is een teamspeler. Net als de inkoper vervult hij een intermediaire functie tussen organisatie en leveranciers. Net als de strategisch inkoper bouwt hij zijn netwerk binnen en buiten de organisatie.

1.4 Het opzetten van contractmanagement

Wie in een organisatie het contractmanagement nog in zijn geheel moet opbouwen, kan rekenen op weerstand. De mensen die in het bedrijf of de instelling werken hebben doorgaans geen idee wat contractmanagement is of wat een contractmanager komt doen. Ook de leveranciers die altijd zaken deden met diverse personen in de organisatie krijgen opeens met een nieuwe partij te maken. Hoe dus een start gemaakt?

1. Maak je bekend. Ga na wie de budgethouders en/of technische beheerders van contracten zijn binnen de organisatie. Stel je voor en geef de meerwaarde van je functie aan. Zoals gezegd is samenwerking met diverse specialismen een must voor de contractbeheerder.
2. Verzamel de contracten. Deze moeten uit alle hoeken en gaten komen. Niet iedereen zal ze vlot afstaan. Vraag dan kopieën. Sommige contracten zullen gewoon niet boven water komen.
3. Vraag bij de boekhouding alle facturen betreffende contracten op. Zo kun je nagaan of je bestand compleet is. Als het contract er niet is, vraag dan bij de leverancier een kopie van het contract. Omdat deze veel gespecialiseerder werkt, heeft hij zijn zaakjes doorgaans beter voor elkaar dan de inkopende organisatie.
4. Schrijf aan het eind van het jaar alle leveranciers die iets met contracten van doen hebben aan. Stuur een lijst met contractgegevens en vraag de leverancier deze lijst te completeren. Vraag ook om de nieuwe contractprijzen voor het volgende jaar.
5. Zet een database op met contractgegevens. Let op prijzen, looptijden en budgetten, waardoor het mogelijk is om snel actuele managementrapportage te genereren. Hierdoor zal spoedig blijken wat de meerwaarde is van het contractmanagement.
6. Ga in overleg met de technische diensten over tot een grondige inventarisatie van alle apparatuur die onder een onderhoudscontract valt. Hoe vollediger en actueler dit is, hoe beter je de leveranciers kunt aansturen.
7. Probeer op korte termijn kosten te reduceren. Dit kan gebeuren door:
    - prijsindexering te voorkomen of te reduceren;
    - de inhoud van de contracten samen met de vakspecialisten kritisch tegen het licht te houden (bijvoorbeeld: is een duur *all in*-contract wel nodig? Is één in plaats van twee keer per jaar preventief onderhoud mogelijk?);
    - bekijken of concurrentiestelling mogelijk is.
8. Schrijf – als deze er nog niet is – een procedure over 'hoe om te gaan met contractmanagement'. Zo weet de hele organisatie wat ieders verantwoordelijkheid is en wat de procuratieregeling is.
9. Ontwerp eigen contracten, zodat de voorwaarden van de inkopende partij gerespecteerd worden.
10. Zorg ervoor in een zo vroeg mogelijk stadium betrokken te raken bij de aankoop van investeringen en grote uitbestedingstrajecten. Hoe sneller een inkoper betrokken is bij het inkooptraject, hoe meer dit traject nog te beïnvloeden is. Bovendien kan dan spoedig blijken wat de meerwaarde en de kwaliteit van de contractmanager zijn.
11. Speel goed in op calamiteiten. Wanneer een contractmanager als troubleshooter fungeert en voor een afdeling een lastig commercieel of juridisch probleem oplost, zal

deze afdeling de contractmanager voortaan in een vroeg stadium bij andere zaken betrekken.
12. Zet alle behaalde resultaten op papier en rapporteer deze aan het management.

1.5 De contractprocedure

Voor het functioneren van contractmanagement is het belangrijk dat er een goede contractprocedure wordt vastgesteld door de organisatie. Hierin moet een aantal zaken worden vastgelegd, zodat het voor de gehele organisatie duidelijk is waar de bevoegdheden en verantwoordelijkheden van alle betrokken partijen liggen. De contractprocedure kan een afgeleide zijn van de inkoopprocedure, hoewel contractmanagement wel zijn eigen organisatorische aspecten heeft. Eerst moet de procuratieregeling vastgesteld worden. Hier mag niet te licht over worden gedacht. Het tekenen van een contract is immers een juridische handeling waarin partijen zich vaak voor langere tijd aan elkaar binden. Verder zijn er in het contractmanagement een aantal fasen te onderscheiden waarin verschillende partijen verantwoordelijkheden bezitten. Deze fasen zijn:
- het initiëren van een verplichting;
- het aangaan van een verplichting;
- het beoordelen van de prestatie;
- het betalen van de factuur;
- het beëindigen van de verplichting.

De partijen waar men mee te maken heeft, zijn:
- de budgethouder;
- de contractmanager;
- de (technisch) beheerder;
- de boekhouding.

Het is van groot belang dat de communicatie tussen deze partijen goed gestroomlijnd verloopt, dat iedereen weet wat zijn verantwoordelijkheid is, en dat duidelijk is in welke fase het contract zich bevindt. Bovendien moeten alle partijen van elkaar weten wat er van hen verlangd wordt. Als de budgethouder van het contract af wil en de contractmanager weet dit niet, dan verstrijkt de opzegtermijn zonder dat er wat gebeurt. Omgekeerd hoort de contractmanager de budgethouder ervan te verwittigen dat de opzegtermijn eraan komt, en te overleggen of actie gewenst is. Als de zaken op papier staan en iedere afdeling hiervan op de hoogte is kan een goede samenwerking tussen contractmanagement en de rest van de organisatie een slagvaardig contractbeheer mogelijk maken.

1.6 De contractmanager als intermediair

Een inkoper van materialen of diensten moet zichzelf zien als intermediair. Hij is de schakel tussen bedrijfsleven en gebruiker. Dat betekent dat hij zowel met de leverancier als met medewerkers van het eigen bedrijf relaties onderhoudt. Omdat het inkopen van

1.6 · De contractmanager als intermediair

diensten een langdurige relatie met de leverancier met zich meebrengt, is ook de relatie tussen de contractbeheerder en de klant voor langere tijd. De contractmanager dient een relatiebeheerder en *een* netwerker te zijn. Hij is afhankelijk van de informatie van de gebruiker om zijn werk goed te kunnen doen. De gebruiker moet erop kunnen vertrouwen dat hij het contract zeker stelt, en wel tegen zo gunstig mogelijke voorwaarden. Ook dient de contractmanager zich op de markt te oriënteren en informatie door te sluizen naar zijn organisatie. Samenwerking met inkopers van andere bedrijven voorkomt dat elke keer opnieuw het wiel moet worden uitgevonden. Wie het contractmanagement van een bedrijf van de grond af moet opbouwen, moet er vooral aan denken om *commitment* te kweken. Alleen dan kunnen de juiste beslissingen snel worden genomen. Bij het aangaan van nieuwe overeenkomsten moet drempelvrees bij de betrokkenen worden overwonnen. De contractmanager kan veel *goodwill* binnen de organisatie verkrijgen door op te treden als *troubleshooter* bij calamiteiten. Hierbij moet hij wel voorkomen dat hij te veel achter incidenten aanloopt. Daarnaast moet er kritisch worden gekeken of het contract niet te zwaar of te licht is voor het doel waarvoor het bestemd is. Het borgen van processen en een strategische visie op het te voeren beleid geven de contractmanager de ruimte om de goede contracten af te sluiten. Ten slotte is voor het bewaken van contracten samenwerking met de uitvoerders essentieel. Het moet voor alle partijen duidelijk zijn wat er van hen verwacht wordt. Daarom dienen de verantwoordelijkheden duidelijk omschreven te zijn.

Het inkopen van diensten

2.1	**Kenmerken van diensten – 10**	
2.1.1	Vergankelijk – 10	
2.1.2	Langdurige relatie tussen afnemer en leverancier – 10	
2.1.3	Samenvallen van productie en consumptie – 11	
2.1.4	Persoonsgebonden – 11	
2.1.5	Arbeidsintensief – 11	
2.1.6	Bij goederen is er sprake van transactie, bij diensten van interactie – 11	
2.1.7	Ontastbaar – 11	
2.2	**Het inkopen van diensten – 12**	
2.2.1	Specificeren – 12	
2.2.2	Oriënteren – 15	
2.2.3	Selecteren – 15	
2.2.4	Contracteren – 15	
2.2.5	Bewaken – 16	
2.2.6	Evalueren – 16	
2.3	**Het gezamenlijk inkopen van diensten – 16**	
2.4	**Total cost of ownership – 17**	
2.5	**Risicoanalyse – 18**	
2.6	**Garantie – 19**	

> Men staat er vaak niet bij stil dat diensten net als materialen ingekocht moeten worden. Bij inkoop denkt men vaak aan de inkoop van verbruiksmaterialen of aan grote investeringen. Vaak wordt vergeten dat aan diensten vaak grotere bedragen worden uitgegeven dan aan menig andere investering. Diensten drukken bijna altijd op de exploitatiebegroting van een organisatie. Dat betekent dat ze elk jaar terugkomen. Hierdoor hebben diensten vaak op een sluipende manier een grotere invloed op het bedrijfsresultaat dan menig andere investering; daar wordt immers speciaal geld voor gereserveerd. Mijn schatting is dat bij een ziekenhuis ongeveer 25% van de inkoopkosten in feite diensten zijn.

2.1 Kenmerken van diensten

Zoals gezegd hebben contracten vooral betrekking op het inkopen van diensten. Dit hoofdstuk gaat in op de kenmerken van een dienst en de specifieke kenmerken van het inkopen van diensten.

Kenmerken van diensten:
1. vergankelijk;
2. langdurige relatie tussen afnemer en leverancier;
3. samenvallen van productie en consumptie;
4. persoonsgebonden;
5. arbeidsintensief;
6. bij goederen is er sprake van transactie, bij diensten van interactie;
7. ontastbaar.

2.1.1 Vergankelijk

Een dag nadat de straat is geveegd, is het weer een rotzooi. Zo vergankelijk zijn diensten. Veel diensten hebben dan ook een herhalend karakter. Hierdoor ontstaat een langdurige relatie tussen klant en leverancier.

2.1.2 Langdurige relatie tussen afnemer en leverancier

Zoals gezegd hebben diensten vaak een langdurig karakter. Het kopen van een auto schept in principe maar een zeer korte relatie, namelijk tot de auto verkocht is. Daarna gaat de dienstverlening in en elk jaar komt de klant terug voor onderhoud. Daarom is relatiemanagement voor leveranciers ook belangrijk. Houd contact met de klant. Is de klant nog tevreden? Eens loopt het contract af; de leverancier moet ruim van tevoren weten hoe hij ervoor staat. De klant moet niet pas zijn ontevredenheid laten blijken als het contract afloopt. Hij moet tijdig bijsturen en de leverancier laten weten wat er van hem verwacht wordt.

2.1.3 Samenvallen van productie en consumptie

Bij de productie van zijn auto is de klant niet aanwezig; bij het knippen van zijn haar wel. In dit laatste geval moet de producent er dus verzorgd uitzien. Slechte kwaliteit valt moeilijk te verbergen; er kan tijdens het productieproces niet meer gecorrigeerd worden. Een auto krijgt nog een eindkeuring voor hij de fabriek verlaat, maar een verkeerde opmerking van een ober naar een klant valt niet meer goed te maken.

2.1.4 Persoonsgebonden

Diensten zijn mensenwerk. Daarom moet de inkoper ook kijken naar de kwaliteit van de personen die de dienst verrichten. Omdat het mensenwerk is, is communicatie van groot belang. Partijen moeten heel goed weten wat ze van elkaar verwachten.

2.1.5 Arbeidsintensief

Diensten zijn bijna altijd arbeidsintensief. De mens is de grootste kostenpost. Overweeg daarom bij de inkoop altijd of de prijs niet omlaag kan. Moet het wel een senior consultant zijn, kan een junior het ook niet af? Staat daar wel zo veel tijd voor? Is deze prijsverhoging wel conform de in die branche afgesproken cao?

2.1.6 Bij goederen is er sprake van transactie, bij diensten van interactie

Bij diensten wordt niets overgedragen, maar worden verwachtingen waargemaakt. De klant geeft aan wat er moet gebeuren, de leverancier reageert op de vraag van de klant.

2.1.7 Ontastbaar

Als een klant een horloge heeft gekocht, heeft hij iets tastbaars in handen. Een monteur heeft vier uur gesleuteld aan een apparaat om het weer aan de praat te krijgen, maar aan het apparaat is niets te zien. Goed, hij doet het weer, maar het is nog hetzelfde apparaat. *Decision makers* kunnen nooit scoren met diensten; ze kopen liever mooie apparaten. Gemeenten zetten liever een nieuw gemeentehuis neer dan dat ze de riolering vernieuwen. Het is dus niet verbazend dat veel gemeenten hierin een grote achterstand hebben. Diensten worden gezien als kostenposten, een noodzakelijk kwaad. Men heeft de neiging er te weinig geld in te steken en komt pas tot bezinning als het te laat is.

2.2 Het inkopen van diensten

Een contract dat een ziekenhuis met een wasserij sluit kan een bedrag van 2 miljoen euro per jaar betreffen. Als dat een contract voor drie jaar is (korter is niet aan te raden daar deze tender zeer complex is, ook voor de leverancier) praten we dus over een bedrag van 6 miljoen euro. Daar komt bij dat de dienstverlening nauw luistert. Geen enkele ziekenhuisdirectie – en zeker geen enkele ondernemingsraad – wil verplegend personeel dat ontevreden is over de eigen bedrijfskleding. Hier is dus sprake van een strategisch inkooptraject waarop een 'zware' inkoper gezet moet worden.

Voordat men tot aanbesteding overgaat, moet men zich afvragen of men wil uitbesteden of het zelf wil doen. Op deze beslissing wordt in hoofdstuk 3 ingegaan. Eerst zullen we bespreken hoe het traject verloopt nadat deze beslissing genomen is.

In principe is het traject bij het inkopen hetzelfde als bij een grote investering. Er zijn zes inkoopfasen te onderscheiden:
- specificeren;
- selecteren;
- contracteren;
- bestellen;
- bewaken;
- evalueren.

Voor diensten is dit traject enigszins aangepast; bestellen vindt hier niet echt plaats. Het gaat om:
- specificeren;
- oriënteren;
- selecteren;
- contracteren;
- bewaken;
- evalueren.

2.2.1 Specificeren

In deze fase wordt er meestal eerst een werkgroep oftewel DMU (*decision making unit*) gevormd. Hierin zitten vakspecialisten en gebruikers van de dienst. Ook inkopers en contractmanagers maken hiervan deel uit. Bij specificeren is men bezig met het opstellen van een programma van eisen (PVE). Pas als dit is gebeurd, kan men verdergaan met het inkooptraject. Onder specificeren valt niet alleen het maken van een PVE maar ook het maken van een beoordelingsmatrix. Daarnaast moet er eventueel een bestek gemaakt worden waarmee de leverancier kan bepalen wat er van hem verwacht wordt. Het PVE bevat een aantal aspecten welke meegewogen worden bij het selecteren van de leverancier. Het is vaak een mix van prijs en kwaliteit. Meestal is er een aantal hoofdpunten te onderscheiden zoals:

2.2 • Het inkopen van diensten

- prijs;
- kwaliteit;
- service;
- leveranciersprofiel;
- communicatie.

Zie ◘ figuur 2.1 voor een vereenvoudigd voorbeeld van het PVE voor een schoonmaakcontract.

De beoordelingsmatrix

Een beoordelingsmatrix is bedoeld om op een objectieve en reproduceerbare manier tot een gewogen beoordeling van verschillende aanbiedingen te komen. Eerst stelt de

Onderdelen
Onderdeel van
Plaats bedrijfslocatie
Omzet x 1000 (schoonmaakbedrijf 2000)   Omzet x 1000 (schoonmaakbedrijf 2001)   Omzet x 1000 (schoonmaakbedrijf 2002)
Certificeringen
Referenties van vergelijkbare instellingen
Kortingen of efficiëntievoordelen
Referentie ex-opdracht + reden 1   Referentie ex-opdracht + reden 2   Referentie ex-opdracht + reden 3
Opstartprocedure   Inzet van toezicht   Communicatie   Waarborg kwaliteitsbewaking   Waarborg kwaliteitsbeleving   Eventuele onderaanneming Glas   Kopie Kamer van Koophandel   AVB-verzekering

◘ **Figuur 2.1** Programma van eisen schoonmaak

werkgroep de te beoordelen onderdelen vast. Als basis hiervoor dient het PVE. Dan stelt de werkgroep de wegingsfactoren vast. Hierin geeft men aan welke factoren men het belangrijkst vindt. Ieder lid van de werkgroep vult op basis van de informatie, die uit de diverse aanbiedingen wordt gedistilleerd, een waarderingscijfer in van 1 tot en met 5. De door de werkgroepleden ingevulde beoordelingsmatrixen worden naast elkaar gelegd en in overleg wordt de gemiddelde score bepaald. Dan worden de punten bij elkaar opgeteld en de leverancier met de meeste punten komt als meest geschikte uit de bus. Door dit systeem kan men altijd achteraf zijn keuze verantwoorden tegenover de leverancier en naar het management. Leveranciers mogen wat mij betreft best weten waarop zij beoordeeld worden. De beoordelingsmatrix kan dus met de offerteaanvraag meegezonden worden. Zie ◘ figuur 2.2 voor een voorbeeld van een beoordelingsmatrix.

	wegingsfactor	punten 1 t/m 5
Prijs	60	
contractprijs	30	
regietarief meerwerk	10	
indexering	20	
Kwaliteit	60	
kwaliteitsbeheersing	30	
SLA	20	
gebruikte materialen en apparatuur	10	
Communicatie	40	
managementrapportage	15	
facturering	10	
communicatie met opdrachtgever	15	
Bedrijfsprofiel	20	
bedrijfsprofiel	5	
jaarverslag	5	
lid OSB	5	
referenties	5	
Overig	20	
clausule ketenaansprakelijkheid	10	
algehele kwaliteit offerte	10	
Totaal	200	

◘ Figuur 2.2 Beoordelingsmatrix uitbesteding schoonmaak

2.2.2 Oriënteren

Nu moet er gekeken worden welke leveranciers in aanmerking komen om een offerte te mogen uitbrengen. Er zijn twee mogelijkheden: een open of een gesloten aanbesteding. Bij een open aanbesteding maakt men publiekelijk bekend dat men gaat aanbesteden. In principe mag iedere geïnteresseerde meedoen. Dit kan bijvoorbeeld door een Europese aanbesteding. Men laat aan Brussel weten wat en hoe men wil aanbesteden. De EG publiceert de aanbesteding en de aanbiedingen kunnen uit heel Europa komen. Ook kan men, zoals de overheid doet, in de krant publiceren dat men een project gaat aanbesteden, en dat de relevante stukken op te vragen zijn. Een nieuwe vorm van aanbesteden is een veiling via internet. Er zijn zogenoemde marktplaatsen waar de klant bekendmaakt welk project er aanbesteed wordt. De leveranciers kunnen via internet hun bod doen. Bij een gesloten aanbesteding wordt een aantal leveranciers uitgenodigd een bod te doen. Maar hoe vindt u deze leveranciers? Buiten de reeds bekende leveranciers kan men kijken naar informatie via brancheverenigingen. Daarnaast is internet een belangrijke bron van informatie. Gebruik uw netwerk van andere inkopers. De websites inkoop.pagina.nl en inkopers-cafe.nl zijn goede hulpmiddelen.

2.2.3 Selecteren

- Nodig niet te weinig en ook niet te veel leveranciers uit om een aanbieding te doen.
- Maak met behulp van een beoordelingsmatrix een eerste selectie.
- Nodig een beperkt aantal leveranciers uit hun offerte toe te lichten.
- Maak nu, wederom met behulp van een beoordelingsmatrix, een definitieve selectie.
- Schrijf andere leveranciers nog niet definitief af, want nu komt nog een cruciale fase, namelijk het contracteren.

2.2.4 Contracteren

Het afsluiten van een contract kan men vergelijken met het sturen van een bestelling voor het inkopen van materiaal. Maar er zijn belangrijke verschillen. Op een bestelling staat doorgaans maar één handtekening. Op een contract staan twee parafen, een van de contractnemer en een van de contractgever. Een bestelling verwijst doorgaans naar andere documenten, zoals een offerte of algemene inkoopvoorwaarden. Het contract is het document zelf. Dat betekent niet dat het contract niet naar aanvullende documenten kan verwijzen, zoals aanvullende voorwaarden, maar de belangrijkste punten staan doorgaans in het contract zelf. Bestaat het contracteren dan uit het onderhandelen over de inhoud van het contract? Doorgaans wel, maar het is mogelijk om als contractmanager een sterkere uitgangspositie te verkrijgen. U kunt in het PVE alvast een concept van het contract opnemen en het accepteren hiervan als selectievoorwaarde stellen. Vaak heb ik in contractonderhandelingen gezeten met leveranciers van wie duidelijk was dat zij als laatste partij waren overgebleven. Het sluiten van het contract is dan het sluitstuk. De onderhandelingspositie van een contractmanager is in deze situatie niet geweldig. Essentieel is de vraag: hanteer ik mijn eigen contract, of ga ik onderhandelen over het voorstel van de leverancier? Als men een eigen contract wil gebruiken moet men zich wel afvragen of dit contract geschikt is voor de desbetreffende situatie. Een voorbeeld is het WIBAZ-contract, gemaakt voor onderhoud van medische apparatuur. Dit contract is ontstaan uit een samenwerking tussen verschillende brancheorganisaties, zowel aan de inkoop- als de verkoopkant. Een dergelijk contract is echter een algemeen contract. Om het aan te passen aan het onderhoud van een specifiek apparaat zijn één of meer bijlagen nodig. En juist naar deze bijlagen moet kritisch gekeken worden. Het gaat hier om de puntjes op de i. Het voordeel van een eigen contract is dat al deze contracten gelijk zijn. Maar omdat de bijlagen afwijken is het voordeel toch beperkt. In principe is er dus geen bezwaar tegen om te onderhandelen op basis van een contract dat door de leverancier is opgesteld. Lees wel het contract op uw gemak door. Door ervaring weet u op den duur heel snel op welke dingen u moet letten. Bedenk van tevoren welke bedingen u absoluut wel en welke u niet in het contract wil hebben. Afhankelijk van de positie van de leverancier zal hij wel of niet akkoord gaan met uw voorstellen tot wijziging. Als u bepaalde bedingen niet kunt verwijderen, bedenk dan of u ermee kunt leven. Zo niet, houd dan uw poot stijf. In feite werkt dit hetzelfde als onderhandelen over de prijs. Een goede onderhandelaar weet wanneer hij de bodem heeft bereikt. Zijn er echt dingen waar u absoluut niet mee akkoord kunt gaan, dan moet u niet tekenen. Er zijn tenslotte nog meer leveranciers.

2.2.5 Bewaken

Als het contract eenmaal is ingegaan dient het bewaakt te worden. Zie hiervoor hoofdstuk 9.

2.2.6 Evalueren

Hebt u een marktconform contract afgesloten? Is de juiste aanbestedingsprocedure gevolgd? Evalueer na afloop de gehele aanbestedingsprocedure. Door te werken met het PVE en een beoordelingsmatrix is achteraf goed te reconstrueren of u juist gehandeld hebt. Stuur uw informatie door naar collega's die hetzelfde traject gaan volgen. Deze hoeven dan hetzelfde werk niet opnieuw te doen en kunnen bovendien een objectief commentaar leveren op de procedure. Blijf de markt volgen ook al is het contract nog niet uitgediend. Door tijdig te anticiperen op marktontwikkelingen kunt u een hoop werk besparen.

2.3 Het gezamenlijk inkopen van diensten

Toen ik bij KPN werkte was ik als partij groot genoeg om voldoende inkoopmacht te genereren. Als je luchtbehandeling inkoopt voor drieduizend gebouwen kun je het wel alleen af, omdat het inkoopvolume dusdanig groot is dat je als koper voldoende macht hebt om de juiste prijzen te krijgen. Een ziekenhuis is voor bepaalde vormen van dienstverlening niet zo'n machtige partij, hoewel op het gebied van een schoonmaakcontract of een wasserijovereenkomst als klant niet de eerste de beste. Maar de eerlijkheid gebiedt om te erkennen dat een ziekenhuis in het algemeen toch maar een modale klant is. Samenwerking met andere inkopende partijen is dus het motto. Zo bestaat er een aantal inkoopcombinaties waarin ziekenhuizen zich hebben verenigd. Deze inkoopcombinaties hebben zich in het verleden vooral beziggehouden met het inkopen van medische hulpmiddelen. Terreinen waarop deze inkoopcombinaties (nog) niet zo sterk scoren zijn het gezamenlijk inkopen van investeringen en diensten. Als we ons beperken tot het inkopen van diensten, dan zien we dat hier verschillende redenen voor zijn. Ten eerste zijn veel inkopers van ziekenhuizen niet zo thuis in het inkopen van diensten, de goeden niet te na gesproken. Ten tweede is er bij diensten sprake van langdurige contracten die bij de verschillende instellingen niet synchroon lopen. Als contracten op verschillende momenten aflopen bemoeilijkt dit uiteraard de samenwerking. Maar de belangrijkste reden ligt toch wel in het feit dat de samenwerking tussen verschillende ziekenhuizen een te vrijblijvend karakter heeft. De autonomie van instellingen is nog steeds heilig, en daarom wordt in deze wereld veel dubbel werk gedaan. Hier komt het verschil naar voren tussen een prijsafspraak en een contract. De meeste gezamenlijke overeenkomsten tussen ziekenhuizen berusten op prijsafspraken. Dit is een redelijk vrijblijvend beding. Er wordt voor een bepaalde periode een prijs afgesproken maar een afnameverplichting is er niet echt. Wordt er niet voldoende omzet gehaald dan zal de leverancier slechts de korting omlaag brengen. Bij een contract is er sprake van een wederzijdse verplichting met juridische consequenties. Hier is geen vrijblijvendheid, de partijen committeren zich aan het contract. Maar omdat de besluitvorming binnen deze instellingen traag verloopt, weten inkopers die namens verschillende partijen diensten inkopen soms niet of ze voldoende *commitment* hebben van die partijen.

Een voorbeeld: ik heb voor een aantal ziekenhuizen een gezamenlijk energiecontract gesloten. Energie is een termijnmarkt. Dat betekent dat er bij een juiste prijs binnen een paar uur beslist moet worden of men op de aanbieding ingaat. Deze aanbieding is gebaseerd op een van tevoren aangegeven afnamehoeveelheid – geen vrijblijvendheid dus. Daarom is het nodig dat van alle betrokken ziekenhuizen de inkopers schriftelijk verklaren dat ze instemmen met het onderhandelingsresultaat. Bovendien moeten bestaande contracten op tijd worden opgezegd.

Ook overheden kopen steeds vaker gezamenlijk in. Kleine gemeenten krijgen zo meer inkoopmacht. En gemeenten kopen veel diensten in en krijgen op die manier steeds meer expertise over het gezamenlijk inkopen van diensten. Doordat Europese aanbestedingen vaak complex zijn, is het bundelen van kennis ook een belangrijk doel van de samenwerking.

2.4 Total cost of ownership

Wat kost een apparaat? Vroeger werd alleen gekeken naar de aanschafwaarde van een apparaat. Tegenwoordig kijken we naar de kosten van de economische levensduur. De kosten van een apparaat worden bepaald door:

- de nieuwwaarde;
- de economische levensduur;
- de afschrijvingskosten;
- de onderhoudskosten;
- de eventueel benodigde hulpmiddelen en disposables;
- de eventuele restwaarde.

Dit betekent dat men bij een selectie van aan te schaffen producten moet kijken naar de totale kosten die gemaakt worden gedurende de economische levensduur ervan. De economische levensduur van een apparaat is de tijd dat het economisch rendabel is om het apparaat te gebruiken. Dat wil niet zeggen dat het apparaat daarna technisch versleten is. Het kan namelijk voorkomen dat na verloop van tijd de onderhoudskosten te hoog worden. Of het apparaat kan, hoewel nog prima werkend, technisch ingehaald zijn door apparaten die sneller, beter of economischer produceren.

Hoe bepaalt men de economische levensduur? Dat hangt van vele factoren af. Om een voorbeeld te geven: bedrijven vervangen hun computers om de drie jaar. Technisch gaan deze apparaten langer mee, maar de software die over drie jaar op de markt komt kan met de huidige computers niet meer worden gebruikt. Voor investeringen waar zeer grote bedragen mee gemoeid zijn geldt dat de apparatuur zeker acht jaar mee moet gaan. Voor een kortere periode is de financiering hiervoor niet rond te krijgen. De onderhoudskosten zijn een andere belangrijke factor. Bij het inkopen van een investering koopt men niet alleen producten in, maar ook dienstverlening in de vorm van onderhoud. Ik ga er hierbij van uit dat het onderhoud wordt uitbesteed. In het verleden maakte men nogal eens de fout om pas na de garantieperiode een onderhoudsovereenkomst af te sluiten. Bij zeer complexe apparaten komt men dan automatisch bij de leverancier terecht. Deze leverancier heeft dus een riante onderhandelingspositie: hij heeft immers het monopolie op het onderhoud. Betrek het onderhoud dus al bij de onderhandelingen over de aanschaf, want dan is de leverancier nog bereid water bij de wijn te doen. Laat vastleggen welk onderhoud er na de garantieperiode moet worden uitgevoerd en voor welke periode. Leg prijzen en eventuele indexeringen van tevoren vast. Bespreek eventueel een samenwerkingsverband dat weer kortingen kan opleveren. Overigens zijn niet alleen onderhoud en supplies onderhandelbaar als totaalpakket, maar ook opleidingen. Hierdoor kan voor al deze zaken de *total cost of ownership* van tevoren worden bepaald.

2.5 Risicoanalyse

Uitbesteden of zelf doen, specialist of *total supplier*, merkonafhankelijk onderhoud, *all in* of alleen preventief onderhoud. Dit zijn nogal wat beslissingen die een contractmanager moet nemen om de juiste mix te vinden tussen prijs en kwaliteit. Wat zijn aanvaardbare risico's? Dit soort beslissingen wordt vaak met de natte vinger genomen. Men neemt veel te dure *all in*-onderhoudsprogramma's of men durft geen concurrentie te stellen. Niet alleen inkopers, maar ook hoofden technische dienst en facilitair managers maken deze fouten. Er wordt zelden op professionele wijze aan risicoanalyse gedaan.

Hoe maakt men een goede risicoanalyse? Allereerst moeten alle pro's en contra's tegen elkaar afgewogen worden. Neem bijvoorbeeld de aanschaf van een medisch apparaat. De volgende parameters zijn dan van belang:
- Wordt het apparaat in levensbedreigende situaties gebruikt?
- Wordt het apparaat alleen tijdens kantooruren gebruikt?
- Wordt het apparaat alleen op van tevoren geplande tijden gebruikt?
- Is er een vervangend apparaat aanwezig?
- Werken er alleen professionals mee of ook leken?
- Kan het apparaat intern gerepareerd worden of alleen extern?
- Zijn alleen eerstelijnsstoringen intern te verhelpen?
- Zijn onderdelen gemakkelijk te krijgen?
- Zit er belangrijke software in het apparaat?
- Zijn de softwareprotocollen vrij toegankelijk?
- Zijn er in Nederland meer dealers die het apparaat verkopen en onderhouden?
- Hoelang kan het apparaat buiten gebruik zijn zonder het productieproces te verstoren?
- Is er een samenwerkingsverband met de leverancier?

Op basis van deze gegevens kan een *rating* gegeven worden. Afhankelijk van het aantal punten kunnen dan beslissingen genomen worden op basis van gerelateerde normindicaties. Bijvoorbeeld:
- minder dan 10 punten: zelf doen;
- 10 tot 20 punten: alleen preventief onderhoud, merkonafhankelijk;
- 20 tot 30 punten: preventief onderhoud, merkafhankelijk;
- 30 tot 40 punten: preventief/correctief onderhoud met responstijd, merkonafhankelijk;
- 40 tot 50 punten: preventief/correctief onderhoud met responstijd, merkafhankelijk;
- 50 tot 60 punten: *all in*-contract;
- meer dan 60 punten: *all in*-contract met *service level agreement* (SLA).

Door op basis van objectieve gegevens, verwerkt in een matrix, de juiste keuze te maken, kan voorkomen worden dat er gekozen wordt voor te dure oplossingen. De gekozen oplossingen zijn ook altijd achteraf controleerbaar.

2.6 Garantie

Het begrip garantie is vooral interessant als er sprake is van een onderhoudscontract. In de meeste gevallen heeft men op het gekochte product een jaar garantie. Betekent dit dat men in het eerste jaar geen onderhoudscontract nodig heeft? Leveranciers denken hier veelal verschillend over. Hun argument is vaak dat er bij een gekochte auto toch ook betaald moet worden voor de onderhoudsbeurten. Leuk gevonden, maar waarom zou dit geen punt van onderhandeling kunnen zijn? Hetzelfde geldt voor het gebruikmaken van een helpdesk. Ik ga er doorgaans van uit dat er in het eerste jaar sprake is van gratis onderhoud.

In een uiterst geval is onderhoud tegen een sterk gereduceerd tarief aanvaardbaar. Neem dit belangrijke punt mee tijdens de onderhandelingen over de aanschaf van het apparaat. Na de koop is het te laat.

Garantie kan ook van belang zijn bij het uitvoeren van onderhoud. Heeft men recht op drie maanden garantie na een reparatie? Hoe zit het met de garantie op onderdelen die worden vervangen? Laat dit vastleggen in het contract.

In- of uitbesteden

3.1	**Voordelen van inbesteden – 22**
3.2	**Voordelen van uitbesteden – 23**
3.2.1	Concentratie op core business – 23
3.2.2	Kleinere, meer slagvaardige organisatie – 23
3.2.3	Flexibiliteit – 24
3.2.4	Goedkoper kunnen produceren – 24
3.2.5	Overige voordelen van uitbesteden – 24
3.3	**Valkuilen van uitbesteden – 24**
3.3.1	Kennis gaat verloren – 24
3.3.2	Is er wel voldoende concurrentie te stellen? – 25
3.3.3	Hoe afhankelijk word ik van de leverancier? – 25
3.3.4	Heeft de leverancier voldoende solvabiliteit? – 25
3.3.5	Partner in business – 25

▶ De *make or buy*-beslissing van een bedrijf of instelling is vaak een strategische beslissing. Het heeft te maken met ontslaan of juist aannemen van mensen; het laten wegvloeien of juist toe-eigenen van kennis; het inslaan van nieuwe bedrijfswegen en/of het aanpassen van de bedrijfsdoelstellingen. Er zal met heel veel aspecten rekening moeten worden gehouden. Deze strategische beslissing kan alleen goed genomen worden door een goede *make or buy*-analyse. De contractmanager kan hier uitstekend bij ondersteunen. Zijn kennis van uitbestedingen kan bijdragen aan een goed inzicht in de voor- en nadelen van wel of niet uitbesteden.

3.1 Voordelen van inbesteden

Wat zijn de voordelen van *zelf doen*? In de eerste plaats 21%. Over eigen mensen hoeft geen 21% BTW te worden betaald. Dus uitbesteden moet in ieder geval 21% goedkoper zijn. Is dat het geval? Een goede calculatie is onontbeerlijk voor een goede beslissing betreffende in- of uitbesteden. In de tweede plaats is er de wens om kennis in huis te houden. Dit argument moet kritisch worden bezien. Stel hierbij de vraag hoe zeldzaam deze kennis is. Hoe kwetsbaar zijn wij als wij deze kennis niet meer in huis hebben? Is het strategisch noodzakelijk om deze kennis in huis te hebben? Voorts wordt het zelf doen van een taak soms beschouwd als een middel om zich van de concurrentie te onderscheiden. Het kan het aanzien van een bedrijf of organisatie verhogen als bepaalde kennis in huis is. Hierdoor wordt het kwaliteitsgevoel van de klant beïnvloed. Zo is er wel eens bij de gunningscriteria van een uitbesteding van drukwerk meegewogen wat de drukker zelf kon en wat hij uitbesteedde. Kon de firma in eigen huis plano- en rotatiedruk en ook enveloppen maken, dan bleek dat een meerwaarde te hebben. Het zei iets over de professionaliteit van de drukker.

Verder ontloopt men een aantal vervelende problemen door het zelf te blijven doen. Uitbesteden vergt een sociaal plan, er worden namelijk mensen overbodig en organisaties hebben hier niet altijd zin in. Zeker niet als men met sterke vakbonden en een kritische ondernemingsraad te maken heeft.

Daarnaast kunnen er in het verleden grote investeringen zijn gedaan om het inbestede werk uit te voeren, bijvoorbeeld voor de aanschaf van machines. Het afvoeren van deze machines ver voor de afschrijftermijn is kapitaalvernietiging. Het gevaar van jaarlijkse indexeringen en vermoeiende onderhandelingen met de leverancier hierover doen zich ook niet voor bij zelf doen. Inbesteden hoeft niet te leiden tot een minder efficiënte werkwijze. Ook bij inbesteding kan men gebruikmaken van de inleereffecten. Door goede ervaren mensen die bereid zijn innovatief te denken, kan werk op den duur beter en goedkoper worden uitgevoerd. Er hoeft echt niet altijd sprake te zijn van minder flexibiliteit. Waar de inbesteding gehouden is aan de cao, is de uitbesteding gehouden aan het contract. Uitbesteden wordt vaak gebruikt om oude vastgeroeste mensen te lozen. Zou men over jonge meer flexibel ingestelde mensen beschikken dan is de noodzaak om uit te besteden misschien minder noodzakelijk.

Tussenvormen tussen in- en uitbesteden zijn eveneens mogelijk. In overleg met een leverancier kan men bepaalde delen zelf doen en andere delen uitbesteden. Hierdoor zijn bepaalde garanties van de leverancier zeker gesteld – denk bijvoorbeeld aan responstijd – en kunnen de onderdelen zonder problemen geleverd worden.

3.2 Voordelen van uitbesteden

Zelf doen of uitbesteden? Tegenwoordig een 'hot issue'. Bedrijven gaan terug naar hun *core business* en al het toegevoegde en ondersteunende werk wordt zo veel mogelijk uitbesteed. Wat voor voordeel brengt dit mee voor een organisatie? En zijn er ook nadelen? Organisaties kiezen vaak voor uitbesteden om de volgende redenen:
- concentratie op *core business*;
- kleinere, meer slagvaardige organisatie;
- meer flexibiliteit;
- goedkoper kunnen produceren.

3.2.1 Concentratie op core business

In de jaren vijftig en zestig van de vorige eeuw groeiden bedrijven uit tot ware molochs. 'Alles in eigen hand' was het devies. Bedrijven en instellingen als Philips en de PTT groeiden uit tot gigantische organisaties. Door alles zelf te doen was men minder kwetsbaar, dacht men. Toen ik in 1981 bij de PTT (toen nog een overheidsorganisatie) begon, was het een bedrijf van meer dan 100.000 man. Alles was in eigen hand. Er was een centrale werkplaats van meer dan 600 man waar van alles werd gerepareerd, van telefoontoestel tot de leren bestellertas van de postbode. De Rijks Automobiel Centrale verzorgde het gehele wagenpark van de PTT. Het Dr. Neher-Laboratorium was verantwoordelijk voor de research. Men bezat een eigen kabelschip om kabels te trekken. Er was een Dienst Esthetische Vormgeving voor de kunst en een afdeling Sociaal Wetenschappelijk Onderzoek (SWO) waar tientallen psychologen en sociologen sociaalwetenschappelijk onderzoek deden. En zo kan ik nog wel even doorgaan.

Dit had twee nadelen. Ten eerste werd de organisatie te groot en te log om vlot te besturen. En ten tweede hadden deze interne organisaties maar één klant, er was sprake van gedwongen winkelnering. En zoals elke inkoper weet, houdt concurrentie het bedrijf scherp. Daar komt bij dat door privatisering en internationalisering bedrijven veel flexibeler op de markt moeten kunnen opereren.

Weg ermee dus. Organisaties werden afgeslankt. Dit had als bijkomend voordeel dat door verkoop van bedrijfsonderdelen gunstige jaarcijfers konden worden getoond.

3.2.2 Kleinere, meer slagvaardige organisatie

Bedrijven en instellingen willen een vlakkere organisatie met minder managementlagen. Afdelingen moeten zich vooral concentreren op bedrijfsresultaat. De marketingmanager wil zich richten op zijn vier P's: Plaats, Product, Promotie en Prijs. En de P van Personeel zo laag mogelijk houden.

3.2.3 Flexibiliteit

Hoe kleiner de organisatie, hoe flexibeler. Bedrijven moeten steeds sneller kunnen inspelen op de actualiteit. Dat is moeilijk voor grote logge organisaties. Externe partners kunnen gemakkelijker gedwongen worden om zich aan te passen – en anders nemen wij gewoon een ander.

3.2.4 Goedkoper kunnen produceren

De kosten voor de ondersteunende organisaties waren vaak weinig inzichtelijk. Omdat er nooit concurrentie werd gesteld was het onduidelijk of de juiste prijs werd betaald. Door te kiezen voor een externe partner is veel duidelijker wat bepaalde diensten kosten en of ze marktconform zijn.

3.2.5 Overige voordelen van uitbesteden

Naast genoemde strategische overwegingen kan een bedrijf op meer praktische gronden ervoor kiezen om het onderhoud uit te besteden:
- de kennis is niet in huis;
- de benodigde hoeveelheid man-/vrouwkracht is niet in huis;
- de werkzaamheden zijn van tijdelijke aard;
- het bedrijf hoeft niet zelf voor *back up* te zorgen;
- de benodigde vergunningen of certificaten zijn niet in huis;
- de benodigde apparatuur is niet in huis.

3.3 Valkuilen van uitbesteden

Bij uitbesteden maakt men zich afhankelijk van derden. Soms kan dat niet anders. Maar als er een *make or buy*-beslissing moet worden genomen is het nuttig om bij een aantal aspecten stil te staan.

3.3.1 Kennis gaat verloren

Dit is vooral een valkuil als er sprake is van een overgangsfase. Als een mogelijke uitbesteding vroegtijdig uitlekt, gaan de betrokken mensen vroegtijdig solliciteren. Neem ze dat eens kwalijk. Het probleem is dan altijd dat de goeden het eerst weg zijn. En in een overgangsfase heeft men juist deze goede mensen nodig.

3.3.2 Is er wel voldoende concurrentie te stellen?

Als er weinig concurrentie is – bijvoorbeeld omdat er maar één aanbieder is – dan is de enige concurrent de eigen organisatie; zelf doen dus. Pas dan op voor de valkuil dat de aanbieder goedkoop aanbiedt om 'binnen te komen'. Als men zich eenmaal afhankelijk heeft gemaakt – de desbetreffende interne afdeling is immers opgeheven – zal deze aanbieder zijn prijzen behoorlijk gaan verhogen. Leg deze prijzen dus voor lange termijn vast.

3.3.3 Hoe afhankelijk word ik van de leverancier?

Als de interne afdeling opgeheven is, kan er niet meer snel omgeschakeld worden naar inbesteden. Zelfs als er concurrentie is kan er niet te snel geswitcht worden. Als een ziekenhuis bijvoorbeeld overgaat op een andere wasserij, is dat een complexe situatie. Dus sluit goede contracten, maak de juiste afspraken en controleer de leverancier.

3.3.4 Heeft de leverancier voldoende solvabiliteit?

Een faillissement komt altijd onverwachts. Zet dus het contract zo op dat bij onvoldoende solvabiliteit snel overgestapt kan worden naar een andere leverancier. Vraag elk jaar hun jaarverslag op.

3.3.5 Partner in business

Bij een partner-in-businesssituatie wordt de leverancier bijna een deel van de eigen organisatie. Hier moet dus duidelijk sprake zijn van wederzijds vertrouwen. En er is zeker sprake van een wederzijdse afhankelijkheid. Het switchen van partner of teruggaan naar zelf doen heeft grote consequenties. Goede afspraken en research zijn essentieel voordat men overgaat tot een dergelijke samenwerking.

Specialist of totaalleverancier

4.1 Concurrentie – 28

4.2 Diensten en Kraljic – 28

4.3 Merkonafhankelijk onderhoud – 30

4.4 De total supplier – 31

> Bij diensten en vooral bij onderhoud moet gezocht worden naar de optimale leverancier. Daarbij moet een aantal afwegingen gemaakt worden. Aspecten als kosten, risico's en concurrentiepositie worden hierin meegenomen. Vaak moet van geval tot geval bekeken worden met welk soort leverancier men in zee gaat. En het is natuurlijk heel belangrijk hoe de markt zich beweegt op dat specifieke onderdeel waarop de externe dienstverlening betrekking heeft.

4.1 Concurrentie

Concurrentie is dé godendrank voor de inkoper. Door concurrentie blijft de leverancier scherp. Door concurrentie te stellen blijven de prijzen marktconform en heeft de inkoper het gevoel niet te veel te betalen. Nu heeft elk product zijn specifieke markt waarbij de concurrentiepositie van leveranciers sterk kan verschillen. Dit geldt evengoed voor diensten. Ook de positie van de klant is bepalend voor de concurrentiepositie. Toen ik voor KPN onderhoud van brandmeldinstallaties inkocht voor 3000 gebouwen was ik zelfs voor een gigant als Siemens een serieuze partij. Probeer als inkopende partij zo veel mogelijk uit te gaan van eigen inkoopkracht. Deze is nog te verhogen door samen te werken in bijvoorbeeld inkoopcombinaties. Neem nieuwe marktpartijen serieus, want zij brengen de markt in beweging. Toen er in 1999 een marktpartij bij kwam voor medische gassen in bulk zijn de prijzen in Nederland sterk gedaald, omdat er daarvoor nauwelijks sprake was van concurrentie. Sluit daarom ook nooit contracten voor een te lange termijn. Er kunnen zich nieuwe marktontwikkelingen voordoen waarop u met een langdurig contract niet kunt anticiperen. In dit hoofdstuk zal aan de hand van de portfolio van Kraljic uitgelegd worden hoe u kunt spelen met markten en concurrentie. En hoe u hiermee inkoopstrategieën kunt uitzetten.

4.2 Diensten en Kraljic

De inkoopmatrix van Kraljic (zie ◘ figuur 4.1) is gesneden koek voor de meeste inkopers. Voor degenen die hiermee niet bekend zijn, volgt hier een korte toelichting.

De portfolio van Kraljic verdeelt de in te kopen zaken in vier segmenten. In elk segment is een bepaalde inkooptactiek van toepassing. De portfolio wordt bepaald door twee assen. De Y-as geeft de financiële omzet van de artikelen weer. De X-as geeft aan hoe kritiek de inkoop van deze artikelen voor het bedrijfsproces en de inkoop is.

- *Routineartikelen* hebben een relatief lage financiële omzet, maar het gaat vaak wel om veel artikelen. De risicofactor is klein: de artikelen ondersteunen vaak niet het primaire bedrijfsproces en er is veel concurrentie.
- *Hefboomartikelen* hebben een hoge omzet, dus de inkoper heeft inkoopmacht. Bovendien is er veel concurrentie Dus er kan *gescoord* worden door de inkoper.
- *Strategische artikelen* hebben een hoge financiële omzet en zijn kritiek voor het bedrijfsproces, maar er is weinig concurrentie – meestal door specifieke eisen. Hier wordt een *zware inkoper* op gezet.

4.2 · Diensten en Kraljic

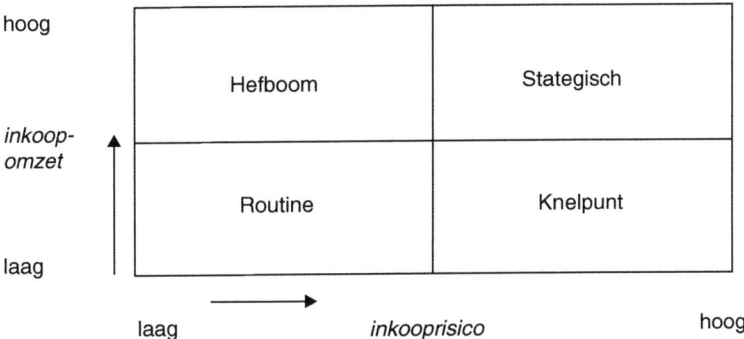

Figuur 4.1 De portfolio van Kraljic

- *Knelpuntartikelen.* Hier is weinig van nodig, maar ze zijn wel bijzonder kritiek voor het bedrijfsproces. Door de specifieke eisen is er weinig concurrentie en door de lage omzet is er weinig inkoopmacht.

Hoe passen de diensten binnen deze inkoopmatrix? Diensten zijn nooit *routinematig*. Een contract moet altijd kritisch bekeken worden. Men gaat immers een langdurige relatie aan met de leverancier. In dit kwadrant van de portfolio zitten dus geen diensten. Er kunnen wel *hefboomdiensten* voorkomen. Toen ik onderhoud inkocht voor KPN had ik € 750.000 aan onderhoud van brandmeldcentrales te vergeven. Er was dus sprake van inkoopmacht. Wie daarentegen slechts het onderhoud van één of twee gebouwen heeft uit te besteden, is maar een relatief kleine speler. Concurrentie kan niet altijd gesteld worden. Het kwadrant hefboom komt dan ook niet zo vaak voor.

Strategisch is bijvoorbeeld het onderhoud van een digitaal röntgensysteem in een ziekenhuis. Dit is kritiek voor het bedrijfsproces. Er zijn honderdduizenden euro's mee gemoeid. Merkonafhankelijk onderhoud ligt moeilijk. Ook het segment *knelpunt* komt voor bij diensten. Denk hierbij aan onderhoud van software. Een sterke verbondenheid met de leverancier maakt de positie van de inkoper kwetsbaar.

Welke tactiek kan een inkoper toepassen? In principe dezelfde als die van de inkoper van artikelen, namelijk het verschuiven van segmenten (zie ◘ figuur 4.2).

Door het verschuiven van het in te kopen pakket naar een ander segment wordt de inkoper minder kwetsbaar en wordt zijn inkoopmacht vergroot. Het ligt dus in de bedoeling een product of dienst naar een ander segment te verschuiven, bijvoorbeeld van knelpunt naar strategisch. Hierna volgen twee voorbeelden van verschuiving van segmenten.

Voorbeeld 1: Er zijn veel kleine onderhoudscontracten voor apparatuur

Knelpuntcontracten dus. Er verschijnen echter in onderhoudsland steeds meer totaalaanbieders van onderhoud. Denk daarbij aan bedrijven als Unica, Axima en Imtech voor onderhoud aan installatietechniek. Door met een totaalaanbieder te werken stijgt de inkoopomzet van het contract. Hierdoor stijgt ook de inkoopmacht. De kleine knelpuntcontracten zijn een groot strategisch contract geworden.

Voorbeeld 2: Als merkgebonden onderhoud merkongebonden wordt, kan het contract verschuiven van strategisch naar hefboom

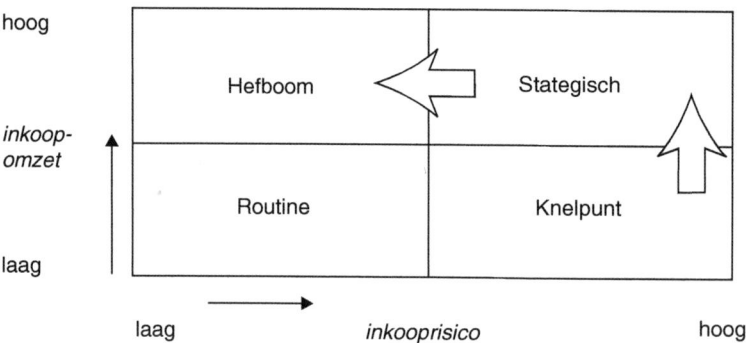

◘ **Figuur 4.2** Het verschuiven van de segmenten in de portfolio van Kraljic

Ook voor de contractmanager is de portfolio van Kraljic dus een belangrijke *tool*. Contractmanagement is strategische inkoop waarbij het beleid erop gericht is maximaal rendement tegen beheersbare risico's te verkrijgen.

4.3 Merkonafhankelijk onderhoud

Concurrentie houdt leveranciers scherp en prijzen laag. Concurrentie stellen door middel van een *open* tender is dan ook een geliefde bezigheid van de inkoper. Maar wat als er nu geen concurrentie is? Dan is er sprake van een monopolist. Nu hebben ze mij lang geleden op de NEVIE-opleiding geleerd dat een inkoper zijn eigen monopolist creëert. Een monopolie is altijd te omzeilen. Maar is dat werkelijk zo? Ligt het altijd aan de inkoper als er sprake is van een monopolie? Dat hangt ervan af hoeveel belang een inkoper hieraan hecht. Om nu voor een contract van € 400 een uitgebreid marktonderzoek te gaan doen... Maar toch: de Europese Commissie houdt niet van landelijke monopolies en zal in veel gevallen de firma die dat monopolie doorbreekt in het gelijk stellen. Zo was er eens een firma die gebouwbeheersinstallaties leverde. Men had min of meer het monopolie op de Nederlandse markt. Toen een concurrent de softwarecodes had gekraakt en zelf onderhoud van deze installaties aanbood, deed men dat met een beroep op Europese regelgeving.

Hoe zit het met merkgebonden onderhoud tegenover merkonafhankelijk onderhoud? Een van de redenen om zelf een monopolist te creëren is *angst*. Deze machine kan alleen maar door de fabrikant onderhouden worden want... De betreffende monopolisten haken natuurlijk graag op deze angst in. In hun onderhoudsovereenkomsten en offertes schetsen zij het rampscenario als 'derden' aan hun apparatuur sleutelen. Garanties vervallen en responstijden kunnen niet meer worden nagekomen. Van de 'riante' korting is geen sprake meer. De afnemer dient hier heel nuchter mee om te gaan en bijvoorbeeld eerst een risicoanalyse maken (zie ▶ paragraaf 2.5).

Wat zijn de voor- en nadelen van merkonafhankelijk onderhoud?
De *voordelen* zijn:
- meer concurrentie, dus scherpere prijzen;
- minder kwetsbaar door meerdere suppliers;

- de mogelijkheid om groepen onderhoudscontracten te bundelen, dus minder contracten en minder facturen.

De *risico's* liggen in de antwoorden op de volgende vragen:
- Kan de nieuwe leverancier het gehele apparaat onderhouden of alleen delen ervan?
- Kan hij alle onderdelen leveren?
- Levert hij originele onderdelen of andere fabricaten (dit hoeft niet per definitie slecht te zijn)?
- Vervalt de fabrieksgarantie als er een derde aan sleutelt?
- Heeft de nieuwe leverancier voldoende kennis in huis?
- Bezit deze leverancier alle verplichte diploma's en certificaten?
- Heeft deze leverancier capaciteit genoeg om alle apparaten te onderhouden?

Dit zijn risico's, geen nadelen. Elk risico moet overwogen worden en daarbij kan een risicoanalyse uitkomst bieden.

4.4 De total supplier

Het gemak dient de mens. Weg met al die contracten en honderden facturen. Nog maar één contract en slechts één factuur per maand. De *total contractor* dient zich aan. Door Kraljic bent u erachter gekomen dat u een aantal kleine knelpuntcontracten om kunt zetten in een strategisch contract, zodat u een interessante marktpartij wordt. Dit lijkt het ei van Columbus. Een leverancier zegt bijvoorbeeld alle onderhoud of zelfs alle facilitaire dienstverlening te kunnen overnemen. Dit klinkt heel aantrekkelijk, maar het vergt heel veel professionaliteit van de contractmanager en de facilitaire dienst om goede totaalcontracten af te sluiten. U moet bedenken dat het vaak om hoge bedragen gaat. Bovendien worden de eigen diensten doorgaans opgeheven. En u moet zich natuurlijk afvragen of u werkelijk goedkoper uit bent.

Stelt u zich voor dat een bedrijf aanbiedt de totale technische dienst over te nemen. Op een paar klusjesmannen na wordt de technische dienst opgeheven. Dit geldt niet voor het hoofd van de technische dienst en één of twee hoog geclassificeerde mensen. Er moet tenslotte wel gecontroleerd kunnen worden. Het hoofd van de technische dienst blijft opdrachtgever. Het aanbiedende bedrijf neemt het onderhoud over dat door eigen monteurs werd gedaan en ook de onderhoudscontracten. Deze moeten dus door de instelling worden opgezegd en de contractnemer sluit nieuwe contracten met deze firma's of doet het zelf.

Bedenk wel dat u eerst een nulmeting moet verrichten over het onderhoud van de 'eigen dienst'. Hierbij meet u zowel de financiën als de kwaliteit. Hoe weet u anders of u wel of niet voordelig uit bent bij uitbesteden? Ik noem dit omdat de kosten en de kwaliteit vaak niet gemeten worden bij een eigen dienst. Kosten zijn vaak ook niet zo gemakkelijk in kaart te brengen. Het gevaar zit vooral in de zogenoemde meerkosten. Een contract dat alle storingen en calamiteiten dekt is vaak onbetaalbaar. Er zullen dus altijd kosten op regiebasis verrekend worden. Waar het om gaat, is dat de niet-vaste kosten in de hand worden gehouden. Dit betekent meer dan alleen afspraken maken over regiekosten en voorrijtarieven. Spreek af dat bepaalde kosten niet boven een bepaald niveau mogen uitstijgen. Ook moet de *total supplier* kritisch blijven over zijn eigen onderaannemers. Als deze bedragen een-op-een gedeclareerd kunnen worden bij de klant wordt de *total supplier* wel eens al te gemakkelijk. Pas dus op voor de valkuil van het meerwerk. Een aantrekkelijke vaste prijs herbergt verborgen kosten. Het is heel moeilijk – of heel duur – om dergelijke kosten voor honderd procent af te dekken, maar leg toch zo veel mogelijk zaken vast en vraag bepaalde garanties voor de hoogte van de variabele kosten. Bedenk verder dat u voor een aantal jaren aan een leverancier vast zit. Als het gaat om omvangrijke overnames, zoals van een gehele facilitaire dienst, is het veranderen van leverancier een ingrijpend proces. Denk daarom aan indexering op lange termijn. Ik heb een leverancier van een bewakingsfirma horen dreigen al zijn mensen van het project af te halen als wij niet op zijn eisen ingingen. De man wist dat wij op korte termijn deze functies niet op een andere manier konden invullen.

Het contract

5.1 Definitie – 34

5.2 Commerciële aspecten van het contract – 34
5.2.1 Prijs – 34
5.2.2 Indexering – 35
5.2.3 Prestatie – 35

5.3 Juridische aspecten van het contract – 36
5.3.1 Looptijd – 36
5.3.2 Aansprakelijkheid – 36

5.4 Ontbindende voorwaarden – 37

5.5 Algemene voorwaarden – 38

> De overeenkomst die partijen met elkaar aangaan wordt uiteindelijk vastgelegd in een contract. Wat is nu eigenlijk een contract? En wat voor aspecten worden er in een contract behandeld? Nu zijn er honderden soorten contracten, maar een aantal aspecten komt in bijna elk contract terug. Deze aspecten komen in dit hoofdstuk aan de orde.

5.1 Definitie

Wat is een contract? Wel, ondanks de voortschrijdende digitalisering is het nog altijd een schriftelijk document. Het belangrijkste onderdeel van een contract is de handtekening. Of beter gezegd: de wederzijdse handtekening. Dit is een belangrijk verschil met de koopovereenkomst waar één handtekening, namelijk die van de vragende partij, volstaat. Een contract is een wederzijdse verplichting, beide partijen verbinden zich voor een bepaalde periode met elkaar. Beide partijen zijn er daarom voor verantwoordelijk dat de inhoud van het contract wordt waargemaakt. De ene partij meestal door een betaling en de andere partij door een prestatie. Maar ook een meer ingewikkelde samenstelling is mogelijk.

5.2 Commerciële aspecten van het contract

Een contract is een overeenkomst tussen twee of meer partijen. Beide partijen proberen zo veel mogelijk voordeel van het contract te hebben. Voor de contractnemer is dat zo veel mogelijk winst, maar nog belangrijker is continuïteit. Het is voor de leverancier belangrijk een contract zo lang mogelijk in stand te houden. Dat betekent namelijk gegarandeerde werkgelegenheid voor het personeel en gegarandeerde inkomsten voor het bedrijf. De contractgever wil zo veel mogelijk prestatie voor een zo voordelig mogelijke prijs met zo weinig mogelijk risico. Zie hier het spanningsveld tussen twee partijen. Een contract is dan ook een punt van onderhandeling tussen partijen. Bedrijven willen graag zekerheid kopen. Hoe meer zekerheid, hoe hoger de prijs. Ook de leverancier wil zekerheid door aansprakelijkheid uit te sluiten en dekt zich in tegen schadeclaims. Deskundigheid op het gebied van beoordelen van contracten is dus voor beide partijen belangrijk.

5.2.1 Prijs

Een belangrijk onderdeel van het contract is nog altijd de prijs. Elke dienst heeft zijn prijs en iedereen wil *value for money*. Voor de contractgever blijft het altijd de vraag of hij niet te veel betaalt voor zijn contract. Daarom moet de prijs ook altijd getoetst worden aan marktconformiteit. *Benchmarken* is een middel om deze prijs te onderzoeken. Stel uzelf de vraag wat het kost als u het zelf doet. Niet dat u dat van plan bent, maar het resultaat zegt iets over marktconformiteit. Stel concurrentie en ga altijd in onderhandeling. Alleen bij Europese aanbestedingen mag u niet meer onderhandelen over de prijs. De uitgebrachte offertes zijn de ultieme prijs. Stel u zelf de vraag met wat voor soort prijs u te maken heeft. Bestaat de prijs uit een vaste prijs (*fixed price*) per jaar of is een regieprijs afgesproken? Vraag ook hoe de prijs is opgebouwd. Wat zijn de loon- en overheadkosten? Kijk kritisch naar reiskosten die de laatste tijd de pan uitrijzen. En bepaal heel goed wat wel en niet gedekt wordt door het contract. Veel bedrijven dachten een goed contract te hebben afgesloten totdat bleek dat er allerlei zaken niet gedekt werden door het contract. Kijk uit als het contract hier niet duidelijk over is. Meestal trekt de contractgever dan aan het kortste eind.

5.2.2 Indexering

'Ja, het jaarlijkse prijzenfestival', zoals een collega van mij deze indexering placht te noemen. Jaarlijks komen de leveranciers met voorstellen tot prijsverhoging. Hoe hiermee om te gaan? We hebben natuurlijk te maken met inflatie en ook voor de contractnemer wordt alles duurder. Maar vaak lopen zaken uit de hand. Een oude truc van dienstenleveranciers om een contract te krijgen is bij de offerte laag in te steken. Als er geen afspraken over indexering worden gemaakt, zal hij via prijsverhogingen het verlies proberen te compenseren. Hoe hiermee om te gaan? Er zijn twee opties: achteraf of vooraf. Bij prijscontrole achteraf kan men navragen hoe de indexering tot stand is gekomen. Is deze gebaseerd op een CBS-indexering of op een loonsverhoging volgens de cao? Ga na of de gebruikte indexering terecht is voor deze branche. Vooraf is natuurlijk de sterkste optie. Maak over een bepaalde periode afspraken. Hoelang deze periode is hangt af van het soort product dat wordt geleverd: bij onderhoud is het de economische leeftijd van het apparaat; bij diensten een periode waarin beide partijen vinden dat het contract gecontinueerd moet worden. In ieder geval moet de periode zo lang zijn dat het voor een contractmanager haalbaar is een tender uit te schrijven. Voor een zeer complex schoonmaakcontract zal men niet ieder jaar een ingewikkelde tender willen draaien, want dit kost weken werk. Eens in de drie jaar is redelijk. Zo blijft het bedrijf goed de markt volgen en blijven de leveranciers scherp.

5.2.3 Prestatie

Van de contractnemer verwacht de contractgever dat hij een zekere prestatie verricht. Hierover zijn partijen een overeenkomst aangegaan die is neergelegd in een contract. Het contract bestaat meestal uit een algemeen deel en een specifiek deel. In dit specifieke deel of de bijlage is omschreven wat partijen precies van elkaar mogen verwachten. Een oud gezegde in management is: *rubbish in = rubbish out*. Met andere woorden: als niet goed omschreven is wat beide partijen van elkaar mogen verwachten leidt dit tot problemen. Het begint bij een eenvoudig onderhoudscontract. Hierin dient omschreven te staan wat wordt onderhouden en hoe vaak de firma aanwezig is. Verder wordt erin afgesproken wat wordt gecontroleerd, of er een inspectierapport wordt achtergelaten en of kleine reparaties gelijk worden uitgevoerd. Belangrijk bij correctief onderhoud is de responstijd en de vraag of onderdelen in- of exclusief zijn. En hoe het zit met storingen buiten kantoortijd? Bij *all in*-contracten dient er gesproken te worden over een *uptime*-garantie, en over de consequenties als deze *uptime* niet wordt gehaald. Verder kunnen er afspraken worden gemaakt over vervangende apparaten als de *uptime* niet wordt gehaald. Laat vastleggen dat er op onderhoud en reparaties garantie wordt gegeven. Bij dienstencontracten zoals schoonmaak dienen de diensten duidelijk te worden omschreven, tot en met het aantal m² per kamer. Ook bij opdrachten aan adviesbureaus dient een duidelijke opdracht te worden geformuleerd. Anders wordt u opgezadeld met 'gebakken lucht' of duurt het project veel langer dan geraamd. Adviesbureaus zullen in hun rapport altijd aangeven dat zij in staat zijn het probleem dat zij in kaart hebben gebracht op te lossen. Maak duidelijk dat van het bureau alleen wordt verwacht het probleem in kaart te brengen. Want anders zitten ze er over tien jaar nog.

5.3 Juridische aspecten van het contract

In het Nieuw Burgerlijk Wetboek (NBW) staat als preferent beding 'dat wat tussen partijen is overeengekomen'. Particulieren genieten in het NBW meer bescherming tegen oneigenlijke bedingen dan het bedrijfsleven. De rechter gaat er echter van uit dat naarmate de organisatie groter is, de inkoop professioneler geschiedt. Men wordt dus zelf geacht zich in te dekken tegen onredelijke bedingen van de tegenpartij. Dit geeft aan hoe belangrijk het contract is voor bedrijven en instellingen. Nog steeds worden er verbintenissen aangegaan waarmee duizenden euro's gemoeid zijn en waarbij partijen zich voor jaren met elkaar verbinden zonder de kleine lettertjes te lezen. Of een contract bestaat uit twee A4'tjes met de opmerking dat 'wij voor verdere gegevens verwijzen naar…'. Nog steeds hoor ik verbazing aan de andere kant van de lijn als ik een firma opbel met het verzoek deze 'verdere gegevens' dan maar op te sturen. Hier wordt blijkbaar niet zo veel gebruik van gemaakt.

5.3.1 Looptijd

Het contract wordt afgesloten voor een bepaalde periode of voor onbepaalde tijd. Ook een bepaalde tijd met stilzwijgende verlenging komt voor. Bij een contract voor onbepaalde tijd en bij stilzwijgende verlenging is sprake van een opzegtermijn. Als opgezegd wordt na het verlopen van de opzegtermijn kan dat grote gevolgen hebben voor de relatie. Wat te denken van een contract voor vijf jaar met een opzegtermijn van één jaar en een stilzwijgende verlenging van telkens vijf jaar? Sluit niet een te lang contract af. Dit vermindert de marktwerking, tenzij het een zeer specialistisch dienstenpakket is. Maak bij een lang contract afspraken over de indexering. Bewaak de opzegtermijn goed zodat u adequaat kunt reageren. Zorg ervoor dat u voorbereid bent als het contract afloopt. Als de leverancier niet meer langskomt omdat het contract is afgelopen en u hebt hier niet op geanticipeerd, dan moet u op korte termijn wat regelen. In de regel bent u dan niet voordelig uit.

5.3.2 Aansprakelijkheid

Een leverancier zal altijd proberen zich in te dekken tegen aansprakelijkheid. Dat is logisch want niemand wil risico lopen. Maar als een leverancier vertrouwen heeft in zijn product mag hij best een stuk verantwoordelijkheid voor zijn rekening nemen. Op productaansprakelijkheid kunnen ondernemingen de leverancier maar in zeer beperkte mate aanspreken. Consumenten zijn hier beter beschermd. Alleen in geval van lichamelijk letsel ten gevolge van het product of handelen van de leverancier kunnen bedrijven aanspraak maken op productaansprakelijkheid. Dit kan in ziekenhuizen het geval zijn. Daarom dekken ondernemingen zich hier extra tegen in.

Een onderneming begint al verantwoordelijkheid uit te sluiten bij onoordeelkundig gebruik, wat op zichzelf niet vreemd is. Moeilijker wordt het als men verantwoordelijkheid uitsluit wanneer derden aan het apparaat sleutelen. Dit sluit dus merkonafhankelijk onderhoud uit. Verder wordt elke vorm van aansprakelijkheid uitgeschakeld als er sprake is van overmacht. Nu is overmacht juridisch gezien een lastig begrip. Laat dit in het contract preciseren. Ik laat in ieder geval altijd vastleggen dat de overmacht in ieder geval 'onvoorzienbaar' moet zijn. ICT-bedrijven zullen zeggen nooit verantwoordelijk te zijn voor schade ten gevolge van het wissen van bestanden en stilliggen van bedrijfsprocessen. Hoogstens worden de onderhoudskosten vergoed. Dit soort zaken zijn moeilijke onderhandelingsonderwerpen, maar haal altijd de scherpe kantjes eraf. En trap niet in onredelijke bedingen. Laat in ieder geval vastleggen dat het bedrijf zich verzekert tegen aansprakelijkheid. En bepaal tevens het eventueel uit te keren maximumbedrag.

Een andere vorm van aansprakelijkheid is de zogenoemde ketenaansprakelijkheid. Dit houdt in dat als een onderaannemer geen belasting en/of sociale premies betaalt de eindgebruiker verantwoordelijk gesteld kan worden voor het betalen van deze kosten. Zeker als bij de onderaannemer niets meer te halen is. Zo werd ik eens geconfronteerd met een belastingaanslag van € 23.000 door een malafide uitzendbureau dat met de noorderzon vertrokken was. Natuurlijk had ik geen contract met dat bureau. Maar er was op dat moment zo'n tekort aan operatiekamerassistenten dat de verantwoordelijke manager bereid was zelfs met de duivel zaken te doen als deze een goede assistent kon leveren. Hoe u hiertegen te wapenen? Laat in ieder geval in het contract opnemen dat de contractnemer geen 'derden' inschakelt zonder uw uitdrukkelijke toestemming. Verder is het mogelijk met een zogenoemde G-rekening te werken. Hierbij wordt het deel sociale lasten van de contractsom op een aparte rekening gestort. Dit wordt later naar de Belastingdienst en de bedrijfsvereniging overgemaakt.

5.4 Ontbindende voorwaarden

In een contract zijn meestal ontbindende voorwaarden opgenomen. Een veelvoorkomende bepaling is dat het contract automatisch ontbonden wordt als een der partijen surseance heeft aangevraagd of failliet is. Maar u kunt natuurlijk ook zelf ontbindende voorwaarden toevoegen. Het kan daarbij gaan om een leverancier die zich niet houdt aan vastgelegde afspraken of die in andere handen overgaat.

5.5 Algemene voorwaarden

Naast de voorwaarden uit het contract kan er ook sprake zijn van algemene voorwaarden. Deze kunnen sublimerend zijn aan het contract. Bijna elk bedrijf heeft zijn algemene verkoop- of inkoopvoorwaarden. Soms staan ze op de inkooporder, de factuur of de orderbevestiging, soms worden ze separaat meegezonden. Vaak echter zijn ze gedeponeerd bij de Kamer van Koophandel of de rechtbank. In- en verkoopvoorwaarden hebben hetzelfde doel als een contract: het zich indekken tegen onredelijke bedingen of onredelijk gedrag van de tegenpartij.

Er zijn bedrijfsvoorwaarden en branchevoorwaarden. Deze laatste zijn meestal door juristen getoetst op onredelijke bedingen en worden door de rechter veelal eerder geaccepteerd dan bedrijfsvoorwaarden. Maar welke voorwaarden worden er dan gebruikt? Die van de contractnemer of de contractgever? Meestal wordt dat wel aangegeven in het contract dat de contractnemer u voorlegt: 'Naast dit contract zijn ook onze algemene verkoopvoorwaarden van kracht.' Dit is op zich een zwaktebod, want wat als de contractvoorwaarden in tegenspraak zijn met de algemene voorwaarden? Er hoort ten minste in te staan: 'Bij tegengestelde bedingen van de algemene voorwaarden prefereren de voorwaarden in het contract.' Bij grote contracten tussen grote organisaties wordt vaak de volgende zin opgenomen: 'Bij deze overeenkomst worden zowel de algemene inkoopvoorwaarden als de algemene verkoopvoorwaarden uitgesloten. Alleen de bedingen genoemd in dit contract zijn van toepassing.' Kijk, dit is een volwassen manier van met elkaar omgaan. Beide partijen hebben voldoende deskundigheid in huis om een contract op te stellen dat voor beide partijen acceptabel is. Men hoeft zich niet extra in te dekken, men kent zijn zaakjes. Maar net zo goed als de bedingen in het contract, zijn de extra verwijzingen naar algemene voorwaarden onderhandelbaar. Ga dus niet zonder meer akkoord met een verwijzing naar de algemene verkoopvoorwaarden. Zeker niet als u die niet kent.

Soorten contracten

6.1 Onderhoudscontracten – 40

6.2 Dienstencontracten – 41

6.3 Licenties – 41

6.4 Service level agreements – 42

6.5 Afnamecontracten – 43

6.6 Debetcontracten – 43

6.7 Huur- en leasecontracten – 44

> Contracten zijn er in vele soorten en maten. Een aantal daarvan passeert nu de revue.

6.1 Onderhoudscontracten

Veel contracten betreffen onderhoud. Het voordeel om onderhoud van installaties of gebouwen in contracten vast te leggen is dat dan ook de condities vastliggen. Ook heeft dat het voordeel dat er responstijden kunnen worden afgesproken en dat de onderdelenvoorziening vastligt.

Zijn onderhoudscontracten wel nodig? Technische mensen hebben de neiging op safe te spelen. Zij kijken tegen onderhoud vaak anders aan dan een contractmanager. Het spul moet probleemloos functioneren. Het is de taak van de contractmanager de organisatie ervan te overtuigen dat het best wat minder kan. Je hoeft geen Mercedes te kopen waar een Volkswagen voldoet. *All in*-contracten zijn vooral noodzakelijk bij bepaalde, zeer risicovolle installaties. Er zijn veel soorten onderhoudscontracten:

a. *Het preventief contract*: dit behelst een of meer onderhoudsbeurten per jaar, meestal voor een vast bedrag per jaar. Daarnaast kunnen er afspraken gemaakt worden over materiaalkosten. Er zijn leveranciers die alleen maar op een storingsoproep willen reageren als er een preventief onderhoudscontract aanwezig is. Gedwongen winkelnering dus.

b. *Het correctief contract*: bij het correctief onderhoudscontract zijn de storingsbezoeken geregeld. Dit kan tegen een vaste prijs of op een in het contract afgesproken regiebasis. Ook zijn hier vaak afspraken over responstijd gemaakt. Verder kunnen bijvoorbeeld voorrijtarieven worden uitgeschakeld en er kan korting worden gegeven op onderdelen die gebruikt zijn voor de oplossing van de storing.

c. *Het preventief/correctief contract*: een combinatie van de onder a. en b. genoemde contracten.

d. *Het all in-contract*: dit is een soort verzekering voor de goede werking van de installatie. Hierin zijn alle kosten ondergebracht in een vast bedrag: de kosten voor preventief en correctief onderhoud en alle materiaal- en voorrijkosten. Het spreekt vanzelf dat ook de leverancier zich zal indekken tegen te hoge kosten. Hij wil tenslotte winst maken. De kosten van een dergelijk contract zijn dus erg hoog. Ook gebeurt het regelmatig dat leveranciers bij oude apparaten de kosten van een *all in*-contract behoorlijk willen verhogen of zelfs het contract willen verbreken. Ook hier wil de leverancier zich indekken tegen te hoge kosten. Een contractmanager moet altijd zeer kritisch kijken naar dergelijke contracten.

e. *Het samenwerkingscontract*: een goede manier om geld uit te sparen en toch risico te beperken is het samenwerkingscontract. Binnen de eigen technische dienst is ook een hoop kennis aanwezig. Als de leverancier bereid is om de monteurs van de klant op te leiden, kan bijvoorbeeld het eerstelijnsonderhoud zelf gedaan worden en kunnen de meer gecompliceerde zaken worden uitbesteed. Dit kan aanzienlijke besparingen opleveren en er blijft veel kennis in de eigen organisatie.

f. *Het contract met voorinvestering*: nooit aan beginnen! Dit soort contract heeft veel meer voordeel voor de leverancier dan voor de klant. De bedoeling is dat de klant per jaar een bedrag spaart voor groot onderhoud of revisie. Dit klinkt mooi maar:
   - men kan niet van het contract af voordat de revisie heeft plaatsgehad;
   - de leverancier trekt de rente van het bedrag;
   - als de leverancier failliet gaat is het geld verloren.
g. *Service level agreements (SLA)*: dit zijn contracten voor installaties of diensten met een hoog risico. Denk bijvoorbeeld aan een telefooncentrale. Meestal bestaat dit contract uit een *all in*-onderhoudscontract met een gegarandeerde *uptime*. Mochten de in het contract gestelde doelen niet gehaald worden, dan is de leverancier verplicht een boete te betalen. Kijk goed of de doelen helder zijn en goed te meten. Bij onduidelijkheid kan juridisch geharrewar ontstaan. Bedenk wel dat de klant de *performance* zelf zal moeten bewaken. De leverancier zal niet snel geneigd zijn te bekennen dat de doelen niet gehaald werden. In ▶ paragraaf 6.4 gaan we hier verder op in.
h. *Het inspectiecontract*: een inspectiecontract behelst het een of meer keren per jaar inspecteren van bepaalde objecten. Sommige zaken moeten verplicht binnen een bepaalde periode geïnspecteerd worden door een daartoe geautoriseerde instantie, zoals bij liften of zogenoemde stekcontroles van koelapparatuur. Soms is het ook raadzaam bepaalde inspecties aan een onafhankelijk instituut uit te besteden. Denk bijvoorbeeld aan controles van water op de Legionellabacterie. Het is handig om een certificaat te bezitten van een erkende instantie die de controle heeft uitgevoerd. Inspectiecontracten gaan soms samen met preventieve contracten. De gevonden mankementen kunnen dan meteen verholpen worden.

6.2 Dienstencontracten

Dienstencontracten komen veelvuldig voor. Te denken valt aan schoonmaak- of wasserijcontracten. Maar ook contracten met adviesbureaus en interim-managers, uitzendbureaus en headhunters. Diensten zijn over het algemeen arbeidsintensief. De factor arbeid maakt dan ook een groot deel uit van de betaalde prijs, al ligt de prijs van een schoonmaker natuurlijk mijlenver van die van een interim-manager. Ook heeft elke markt zijn specifieke bijzonderheden. Zo sluit je een schoonmaakcontract meestal af voor een bepaalde periode en een contract met een adviesbureau meestal voor een specifiek project. Dat in sommige gevallen deze 'adviseurs' soms jaren bij een bedrijf of instelling blijven hangen zegt iets over de tekortkomingen van de organisatie. Het is heel simpel: bij een schaarse arbeidsmarkt floreren de advies- en interimbureaus.

6.3 Licenties

Licenties worden meestal gesloten bij de aankoop van een softwarepakket. Een licentie is niets anders dan een gebruiksrecht van een of meer softwarepakketten. Er bestaan verschillende soorten licenties. Meerjarige of eenmalige licenties en enkele of *multi user*-licenties. Sommige licenties zijn gekoppeld aan een onderhoudsovereenkomst. Soms moet de onderhoudsovereenkomst apart afgesloten worden. Een licentie geeft de gebruiker het exclusieve gebruiksrecht voor het gebruik van de software. Het intellectueel eigendom blijft bij de licentiegever. Dit laatste heeft vooral consequenties bij een faillissement van een licentiegever. Het onderhoud van de software loopt dan gevaar. Meestal is de kennis verdwenen bij de eerste tekenen van het naderende einde van het desbetreffende bedrijf, omdat de goede programmeurs allang zijn opgestapt. Het is daarom belangrijk in het contract te laten opnemen dat bij een faillissement de bronbestanden eigendom worden van de licentienemer. Dan kan op de markt gezocht worden naar een alternatieve onderhoudsfirma en eventueel kan een van de ontslagen programmeurs of helpdeskmedewerkers worden aangetrokken. Er zijn firma's die extra geld vragen voor deze clausule in het contract, maar daar zou ik niet intrappen; dit dient een firma gratis in zijn voorwaarden op te nemen. De praktijk is vaak dat bij een eenmalige licentie de onderhoudsprijs hoger ligt. De marktontwikkeling bepaalt doorgaans de licentie plus onderhoudsprijs op zo'n 15 tot 20% van de nieuwwaarde van de software. Bij *multi user*-licenties is er soms van een onbeperkt aantal gebruikers sprake. Maar vaker wordt dit gestaffeld aangeboden, met staffels van bijvoorbeeld 10, 50, 100 of 500 gebruikers. Bedenk wel dat als u meer gebruikers hebt dan het aantal licenties waarvoor u betaalt, u in feite in overtreding bent. Ook worden er licenties aangeboden op basis van *current user*-gebruik. Dit betekent dat er net zoveel gebruikers tegelijkertijd kunnen inloggen als het aantal licenties waarvoor u betaalt, en niet meer. In dat geval is het belangrijk om niet te veel maar ook niet te weinig licenties in te kopen.

Software kan standaard zijn, of maatwerk. Maatwerksoftware is *tailor made* voor uw bedrijf ontwikkeld. Maar hoewel de software speciaal voor u is gemaakt, u er een hoop geld voor hebt moeten betalen, en u er vaak zelf ook een hoop energie in hebt gestoken, blijft de software doorgaans eigendom van de licentiegever. Wilt u dit niet dan moet u hierover onderhandelen met uw softwareleverancier vóór u overgaat op maatwerk. Laat u tot medeeigenaar maken en laat dat vastleggen in het contract. Een ander aspect zijn de *upgrades* van het programma. Dit is een vernieuwing en verbetering van de bestaande software. Soms zijn dat kleine ingrepen, maar upgrades kunnen ook ingrijpend zijn. In de licenties wordt vaak geregeld dat de licentienemer regelmatig de beschikking krijgt over upgrades. Sterker nog: men is soms verplicht over te gaan op een upgrade. In ieder geval mag men niet meer dan een paar upgrades achterlopen. Met maatwerk komt men hier vaak mee in de problemen. De upgrade is in eerste instantie bedoeld voor de standaardsoftware. Hebt u op een standaardsoftwarepakket ingrijpend maatwerk laten uitvoeren, dan kan deze upgrade soms conflicterend zijn. Kijk hier voor uit. En houd er rekening mee dat maatwerkupgrades extra geld kunnen kosten. Ze zijn niet – zoals doorgaans het geval is bij upgrades op standaardsoftware – in het licentiebedrag verwerkt.

6.4 Service level agreements

Bij een *service level agreement* (SLA) wordt afgesproken dat de leverancier een minimaal niveau van functioneren aanhoudt. Als dat niveau niet wordt gehaald is de leverancier bereid een boete te betalen. Deze boete bestaat vaak uit het terugbetalen van een deel van de onderhoudskosten. In feite neemt de leverancier ons hier dus alle zorg uit handen. Zonder extra kosten zorgt de contractnemer dat het apparaat probleemloos functioneert. U kunt zich voorstellen dat dit soort contracten niet goedkoop is. Ze worden dan ook meestal afgesloten voor zeer kritieke installaties zoals een telefooncentrale of een hart-longmachine op een operatiekamer. Het is echter raadzaam goed de prestatie-indicatie van een SLA door te lezen. Deze indicatoren willen nog wel eens onduidelijk zijn en tot discussie leiden. Ik heb wel contracten gezien waarin gesproken werd over niet meer dan 5% uitval van de gebruikstijd. Helaas was de gebruikstijd niet vastgelegd en kon dus verschillend geïnterpreteerd worden. Ik heb ook eens meegemaakt dat een leverancier een responstijd van vier uur had afgesproken en – eerlijk is eerlijk – de monteur was binnen vier uur ter plaatse. Vervolgens waren de onderdelen niet leverbaar en stond het apparaat veertien dagen stil. Een slecht contract dus. Let goed op de uitzonderingen waarmee de leverancier zich indekt tegen bepaalde risico's. Bij een SLA is het de taak van de contractgever de prestaties van een falende contractnemer te monitoren, zodat bewezen kan worden dat de prestatie-indicatoren niet worden waargemaakt. Van de contractnemer hoeft hij in zo'n geval geen enkel initiatief te verwachten. Hij kijkt wel uit, want het kost hem geld.

6.5 Afnamecontracten

Hierin binden partijen zich aan de afname van een bepaald goed, bijvoorbeeld energie. Dit is dus geen prijsafspraak maar een verplichte afname van een goed. Ook de hoeveelheid afgenomen product ligt min of meer vast. Een variant hierop is een *paper flow*-contract voor kopieermachines. De apparatuur wordt gehuurd bij een bedrijf. Deze berekent de huur op basis van het aantal kopieën. Ook dit is aan een zekere marge gebonden. Meestal is er een marge van zo'n 10% boven en onder de afgesproken afname. Wat nu als u onder of boven de marge komt? Dan volgen boetes. Dit betekent dat de prijs per afgenomen product omhoog gaat. Het gaat er dus om dat u een juiste inschatting maakt van uw verbruik voordat u een contract tekent, want anders kan u dat geld kosten.

6.6 Debetcontracten

In de instelling waar ik op dit moment werk worden ook gebouwen en delen van gebouwen verhuurd aan derden. Dat betekent dat ik als contractmanager ook aan de andere kant van de tafel zit. Namelijk die van de contractnemer. Ook hier is goed contractbeheer van groot belang. De contractgever zal echt niet aangeven dat de prijs verhoogd moet worden. De contractnemer dient dit zelf te bewaken. Bij het opstellen van een contract gaat men uit van wat usance is in de markt en van de redelijkheid en billijkheid. Bij een eventuele rechtszaak zal de rechter het contract hierop toetsen. Dit betekent echter niet dat u hoeft in te leveren op het contract. Een goede prijs en redelijke voorwaarden moeten voor beide partijen een werkbare situatie opleveren.

6.7 Huur- en leasecontracten

Huur betreft zowel onroerende als roerende zaken. Waarom huurt men een product? De belangrijkste reden is dat de investering die nodig is bij koop niet terugverdiend wordt. Dit kan zijn omdat een goed bijzonder kostbaar is of omdat de gebruikstijd beperkt is. Een voorbeeld is een niersteenvergruizer voor een ziekenhuis. Het aantal behandelingen per jaar is zo laag en de investering zo hoog dat kopen geen optie is. De niersteenvergruizer wordt samen met andere ziekenhuizen gehuurd. Vervolgens wordt dit apparaat in een mobiele opstelling een aantal dagen bij het ziekenhuis geplaatst. De vergoeding bestaat meestal uit een vast bedrag per maand maar andere opties zijn ook mogelijk. Zo zet Douwe Egberts gratis koffieapparaten neer. De vergoeding zit dan in de afname van een bepaalde hoeveelheid koffie tegen een bepaalde prijs. Afdelingen in ziekenhuizen die bepaalde investeringen niet kunnen budgetteren, spreken vaak met leveranciers af om het apparaat gratis of tegen sterk gereduceerd tarief neer te zetten. De huurvergoeding wordt dan verrekend via een opslag die is gebaseerd op de afgenomen reagentia. Een kwalijke zaak, want de investeringen drukken dan op de exploitatiebegroting die hiermee wordt opgeblazen. Bij huur blijft het apparaat eigendom van de verhuurder. Deze verplicht de huurder dan ook vaak een onderhoudscontract bij hem af te sluiten. Vanzelfsprekend zal hij niet toestaan dat een 'derde' aan zijn apparaat sleutelt.

Een andere mogelijkheid is leasing. Het bekendste voorbeeld hiervan is natuurlijk de leaseauto, maar in principe kan er van alles geleased worden. De twee bekendste leasevormen zijn operationele lease en financiële lease. Bij operationele lease blijft het onderwerp eigendom van de leasemaatschappij. Dat geldt dus ook voor het risico. De leasemaatschappij is dan verantwoordelijk voor het onderhoud. Bij financiële lease zijn het eigendom en risico voor de gebruiker. Operationele lease heeft vooral het voordeel van het gemak: men heeft geen omkijken naar het product. Over onderhoud en afschrijving hoeft men zich niet druk te maken. Het financiële voordeel is meestal van minder belang. Bij leaseauto's begint dit pas te wegen bij een leasepark van 25 of meer auto's. Zo ken ik een directeur die voor het prestige een leaseauto reed met een cataloguswaarde van zo'n € 40.000. De man woonde op vijf minuten fietsen van zijn werk en reed nog geen 12.000 km per jaar. Dit zijn heel dure contracten. Net als bij energie maakt men afspraken over het verbruik, in dit geval het aantal per jaar gereden kilometers. Zit men met de schatting te hoog of te laag, dan moet het contract zo snel mogelijk worden aangepast, want anders zijn er behoorlijke meerkosten.

Beoordelen van een contract

7.1	**Vergoeding, facturering en betaling – 46**	
7.1.1	Facturering – 46	
7.1.2	Indexering – 47	
7.1.3	Betaling – 47	
7.2	**Overdracht van rechten en plichten – 47**	
7.3	**Aansprakelijkheid – 48**	
7.4	**Duur van de overeenkomst – 48**	
7.5	**Recht en geschillen – 49**	
7.6	**Onderhoudsovereenkomsten – 49**	
7.7	**Licenties – 50**	

> Hoewel contracten uit een groot aantal verschillende onderdelen zijn opgebouwd, komt een aantal punten in bijna elk contract terug. Ik zal een aantal van deze punten behandelen en aangeven waar men op moet letten.

7.1 Vergoeding, facturering en betaling

Vergoeding, facturering en betaling zijn belangrijke issues bij contractbeoordeling. Bij vergoeding moet men zich altijd afvragen welke kosten door het contract gedekt zijn en welke niet. Dit punt kan tussen leverancier en afnemer tot veel discussie leiden. Een 'goedkoop' contract kan duurkoop zijn als bepaalde kosten apart in rekening worden gebracht, terwijl de afnemer veronderstelde dat deze door het contract waren gedekt. Als het contractvoorstel van de leverancier hier niet duidelijk over is, dient dit nagevraagd te worden en alsnog in de overeenkomst te worden verwerkt. Laat ook in de overeenkomst de niet-vaste kosten opnemen. Dus regietarief, voorrijkosten, materiaalkosten. Maak hierover zo veel mogelijk afspraken. Zijn storingen ook buiten kantooruren gedekt? Moet een monteur de klus afmaken als hij binnen kantoortijd aan de klus begonnen is? En zijn er dan meerkosten?

Bij dienstencontracten, zoals bij schoonmaak, is meerwerk de valkuil. Naast de vaste prijs van het contract blijkt er een flexibele kostenpost te bestaan die behoorlijk uit de hand kan lopen. Maak hier afspraken over. Zo kan men bijvoorbeeld een bepaling opnemen dat er eerst een offerte wordt uitgebracht als de kosten boven een bepaald bedrag dreigen te komen.

Bij licenties is er sprake van een eenmalige licentie of een jaarlijkse. De kernregel is dat een jaarlijkse licentie relatief lage onderhoudskosten met zich meebrengt, en een eenmalige licentie hoge onderhoudskosten. Hoe u het ook wendt of keert, betalen moet u altijd. Ga bij een beoordeling dan ook altijd uit van de *total cost of ownership*.

7.1.1 Facturering

Bij contracten met een vaste prijs hebben leveranciers graag dat men vooruitbetaalt. Hierbij loopt de afnemer twee risico's: 1. renteverlies en 2. het risico om zijn geld kwijt te raken als de leverancier failliet gaat. Leveranciers leggen het risico graag bij de klant. Hoe hiermee om te gaan is een kwestie van inkoopkracht. Een grote afnemer heeft nu eenmaal meer te vertellen dan een kleine. Bij dienstencontracten op regiebasis wordt vaak gekozen voor een vast bedrag per maand en een nacalculatie. Het is hierbij de bedoeling dat het vaste bedrag de werkelijk gemaakte kosten zo dicht mogelijk benadert. Met een goede calculatie kunt u veel problemen voorkomen. Grote afwijkingen brengen vragen van de leverancier met zich mee en bovendien kan hierdoor de exploitatiebegroting onder druk komen te staan.

7.1.2 Indexering

Prijsverhogingen van contracten zijn een van de valkuilen bij contractmanagement. Let op zinnen als: 'Elk jaar zal het contract geïndexeerd worden met het in deze branche gebruikelijke indexeringspercentage', of andere mooie kreten waaronder: 'zoals door de branchevereniging vastgestelde' of 'volgend de CBS-indexering'. Leveranciers hebben de neiging om een contract binnen te halen door laag in te steken en dan door flinke indexeringen de verloren inkomsten weer terug te verdienen. Als op een bedrag van € 10.000 tien jaar lang een indexering van 3% wordt toegepast, betaalt de klant aan het eind een bedrag van € 13.047. Bijna een derde meer dus. Sluit dan ook nooit langdurige contracten af met een open indexering. Mijn filosofie is dat gedurende de looptijd van een contract er geen bedingen en gegevens mogen veranderen, dus ook niet de prijs. Als er dan toch geïndexeerd moet worden, spreek dan een vast percentage af, bijvoorbeeld niet meer dan x% per jaar. Maar ook jaarcontracten worden jaarlijks geïndexeerd. En laten wij eerlijk zijn: zo gemakkelijk kom je niet van een dienstencontract af. Vind maar eens binnen een paar weken een vervanger. Leverancier en klant zijn dus in zekere mate tot elkaar veroordeeld.

Hoe moet een contractmanager hiermee omgaan? Ga over tot een actieve benadering van de leverancier. Begin in september alle leveranciers aan te schrijven. Vraag om hun prijzen voor het volgende jaar en geef alvast aan wat jij als contractmanager verwacht, bijvoorbeeld geen of niet meer dan een x-percentage-verhoging. De leverancier kan hier tijdig op reageren en er ontstaat ruimte voor onderhandeling. Als de klant blijft wachten tot de factuur binnenkomt, heeft hij al veel minder speelruimte.

7.1.3 Betaling

In veel softwarecontracten staat vermeld dat 50% bij de opdracht betaald moet worden en de overige 50% bij de installatie. Men heeft dan 100% betaald en niets werkt nog, want de implementatie moet nog plaatsvinden. 25% bij opdracht, 25% bij installatie en 50% bij acceptatie komt al meer in de buurt.

7.2 Overdracht van rechten en plichten

Sommige leveranciers rekenen wel erg graag naar zichzelf toe, zoals blijkt uit de volgende zin in een contract: 'Materialen welke tijdens het onderhoud worden gebruikt blijven eigendom van de opdrachtnemer totdat de betaling is voldaan. Zo gauw de materialen zich op het terrein van de opdrachtgever bevinden is het risico voor de opdrachtgever.' Dit is een typisch voorbeeld van 'wel de lasten en niet de lusten'. Als een monteur tijdens het onderhoud niet goed op zijn spullen past, zijn de risico's en de kosten voor de klant. Let dus op dit soort kleine lettertjes.

7.3 Aansprakelijkheid

'De leverancier is niet aansprakelijk voor fouten in de programmatuur.' 'De leverancier is niet aansprakelijk voor situaties waarbij sprake is van overmacht.' 'De leverancier is niet aansprakelijk voor falen van apparatuur wanneer derden bij onderhoud van de betrokken apparatuur zijn betrokken.' Met deze en andere bedingen proberen leveranciers zich in te dekken tegen aansprakelijkheid. Begrijpelijk, maar er zijn grenzen. Bedenk goed dat de consument tegenwoordig juridisch redelijk wordt beschermd tegen falende leveranciers, maar dat productaansprakelijkheid maar in beperkte mate geldt tussen bedrijven onderling. Alleen wanneer sprake is van lichamelijk letsel is het mogelijk een beroep te doen op het begrip productaansprakelijkheid. Dit is vaak een punt van stevige onderhandelingen tussen contractnemer en contractgever. Zeker een begrip als overmacht is vaak een onderwerp van discussie, want wanneer is er sprake van overmacht? De rechter zal ieder geval afzonderlijk beoordelen. Persoonlijk laat ik aan het begrip overmacht vaak 'mits onvoorzienbaar' toevoegen. Ook in licentiecontracten van IT-leveranciers zijn uitgebreide clausules over overmacht opgenomen. Hier wordt vooral gewezen op de uitsluiting van alle mogelijke gevolgschade. Er gaat namelijk nogal eens wat mis in de IT-wereld, en er hangt tegenwoordig nogal wat af van een softwarepakket. Hele afdelingen kunnen soms niet meer werken. Hoe meer vertrouwen een leverancier in zijn product heeft, hoe meer hij bereid is de aansprakelijkheid op zich te nemen voor als het eens fout gaat. Toch blijft aansprakelijkheid een moeilijk punt in contractonderhandelingen.

7.4 Duur van de overeenkomst

Binnenkomen en binnenblijven is het devies van veel firma's. Geef ze eens ongelijk, ook bij hen moet de schoorsteen roken. Daarom gaat men graag langdurige contracten aan met de klant. Helaas zijn langdurige contracten niet meer van deze tijd. Daarvoor gaan de ontwikkelingen in de markt en in de techniek te snel. Een overeenkomst van drie jaar is het maximum. Bovendien moet de leverancier scherp gehouden worden. Als deze weet dat er binnenkort weer een tender uitgeschreven wordt, zal hij zorgen dat de kwaliteit goed blijft. En de prijzen blijven marktconform. Veel contracten hebben een looptijd van een jaar met een stilzwijgende verlenging. Daar is op zich niets mis mee, ware het niet dat er meestal sprake is van een opzegtermijn. Eén tot drie maanden is gebruikelijk. Bij bijvoorbeeld langdurige huurovereenkomsten kan dit oplopen tot een jaar. Hier is de taak van de contractbewaker belangrijk en komt de kwaliteit van een goed en actueel managementsysteem tot zijn recht. Als de contractmanager ervoor zorgt dat hij tijdig een signaal krijgt wanneer een opzegtermijn nadert, kan hij hierop anticiperen. Het is de taak van de contractmanager bij de klant na te vragen of het contract verlengd moet worden en of er nog bijzonderheden of aanpassingen zijn. Hierdoor kan hij voorkomen dat een contract onnodig een jaar verlengd wordt. Contracten lopen vaak van 1 januari tot 31 december, maar contracten kunnen ook ingaan en beëindigd worden op de dag van ondertekening. Het is maar waar de contractmanager de voorkeur aan geeft. Wil hij alle contracten laten eindigen op 31 december, dan moet hij dat met de leverancier regelen.

7.5 Recht en geschillen

'Op deze overeenkomst is Nederlands recht van toepassing.' Dit is een veelvoorkomende zin in contracten en daar is niets mis mee. Behalve bij contracten met buitenlandse bedrijven staat deze zin meestal standaard in het contract. Maar er bestaan varianten. Zoals: 'Bij een geschil zal dit worden voorgelegd aan een geschillencommissie.' Bedrijven hangen niet graag hun vuile was buiten. Vandaar dat voor een tussenvorm wordt gekozen: een 'onafhankelijke arbitrage'. De vraag is hoe onafhankelijk deze arbitrage is. Arbitragecommissies worden meestal samengesteld door de branchevereniging. Een bekende arbitragecommissie is bijvoorbeeld de geschillencommissie van de ANVR. Ook de branchevereniging heeft geen belang bij kwade klanten, want die kunnen de naam van de branche in diskrediet brengen. Ze zullen zich dus redelijk onafhankelijk opstellen. Maar aan de andere kant zullen zij zo veel mogelijk op een compromis aansturen, wat niet altijd aanvaardbaar is voor een van de partijen. Kom je er met de arbitrage niet uit, dan volgt alsnog de gang naar de rechter.

Ook bestaan er varianten waarbij beide partijen een vertegenwoordiger in de arbitragecommissie mogen aanwijzen. Dit lijkt mij een hoop rompslomp. Ik denk niet dat de contractgever gebaat is bij een dergelijke constructie. Bedenkelijk wordt het als de volgende zin in het contract is opgenomen: 'Beide partijen zullen zich neerleggen bij de uitspraak van de arbitragecommissie.' Hierbij sluit u de weg naar de rechter af. Ga dus nooit akkoord met een dergelijke constructie.

7.6 Onderhoudsovereenkomsten

Bij het beoordelen van onderhoudscontracten gaat het erom dat de prestatie in een redelijke verhouding staat tot het te betalen bedrag. Maar eerst moet u zich afvragen welk onderhoudscontract u wilt. Ik heb al gezegd dat een onderhoudsovereenkomst vooral dient om risico's in te dekken. Dus: hebt u wel een onderhoudscontract nodig? Kunt u het zelf? Is het proces niet kritiek en de apparatuur behoorlijk robuust? U kunt ook laten repareren op regiebasis. De kosten zijn dan per definitie lager dan bij een onderhoudsovereenkomst. Is een preventief contract voldoende of is een dure *all in*-oplossing nodig? Moeten materiaalkosten in het contract worden opgenomen? Neem bijvoorbeeld röntgenbuizen. Ziekenhuizen sloten vaak een contract op leasebasis af. De buis werd elk jaar vervangen, defect of niet. Nu is het met een röntgenbuis net als met een accu. Hij kan er na een half jaar mee ophouden, maar ook twee jaar meegaan. Leveranciers dekken hun eigen risico in. Daarom komen veel ziekenhuizen hierop terug. Laat de buis maar zitten tot dat deze stuk gaat. Leveranciers zijn soms vaag over wat zij onder 'onderhoud' verstaan. Laat duidelijk in het contract opnemen welke prestatie zij moeten verrichten.

7.7 Licenties

Licentiecontracten zijn meestal omvangrijke boekwerken. Het lijkt wel of de softwareleverancier hiermee zo veel mogelijk risico wil uitsluiten. Computerprogramma's sturen tegenwoordig complete productiestraten aan. Als er wat fout gaat, wil de softwareleverancier niet opdraaien voor eventuele gevolgschade. Zoals iedereen wel weet, kan er veel fout gaan in een automatiseringstraject. Bijna niemand kan namelijk alle gevolgen overzien van de implementatie van de software binnen een bedrijf. En een ICT-bedrijf wil nu eenmaal verkopen en zal dus de toepassing van de software altijd rooskleuriger voorstellen dan het is. Wat wel en niet kan, wordt meestal pas duidelijk tijdens of na de implementatie. Maar het contract moet vóór de implementatie getekend worden. Sommige softwarebedrijven willen graag betaling bij bestelling en installatie, maar dan heeft de klant nog niets. Er moeten opleidingen worden opgezet, conversies dienen plaats te vinden, en de administratieve organisatie moet nog geschreven worden. Om maar niet te spreken van eventueel maatwerk en koppelingen. De consultants die de implementatie begeleiden worden vaak op nacalculatie betaald, maar dan heeft u de software al betaald en kunt u niet meer terug. Betaal dus nooit volledig, maar houd een deel achter, te betalen na test en acceptatie van het systeem. Ook kunt u de implementatie op *turn key*-basis vragen. Als het product staat voor wat men zegt, dan moet dat mogelijk zijn.

Onderhandelen over het contract

8.1 Het vak onderhandelen – 52

8.2 Onderhandelen over contracten – 53

8.3 De contractmanager binnen een DMU – 54

> 'Een onderhandelaar wordt zo geboren', zegt men wel eens. En het is waar dat de ene mens van nature hier veel meer bedreven in is dan de andere. 'Onderhandelen is een vaardigheid die men moet trainen', is een andere uitspraak. Ook dat is waar. Onderhandelen kan men niet uit een boek leren. Dit hoofdstuk bevat dan ook niets anders dan een aantal zaken waar ik in de praktijk tegenaan gelopen ben.

8.1 Het vak onderhandelen

Bij onderhandelen zijn voor de contractmanager twee zaken van belang: tijd en ruimte. Tijd, want hoe meer tijdsdruk des te kleiner de onderhandelingsmogelijkheid. Een bekende onderhandelingstruc is 'laat de leverancier maar zweten'. Ruimte heeft te maken met alternatieven; hoe meer alternatieven hoe meer onderhandelingsruimte de contractmanager heeft. Laat de leverancier altijd weten dat er concurrenten zijn. Dat de keuze *nog* niet op hem is gevallen. Ook al is de keuze allang gemaakt. Als de leverancier eenmaal weet dat hij is geselecteerd zal hij onmiddellijk de onderhandelingsruimte verkleinen.

Vaak is het sluiten van het contract het sluitstuk van de onderhandeling. Als men het al eens is over de prijs en de te leveren dienstverlening kijkt men nog even naar de inhoud van het contract dat vaak door de leverancier en niet door de klant is opgesteld. Als er in het contract onredelijke bedingen voorkomen dan is het onderhandelen een soort mosterd na de maaltijd geworden. Vraag dus aan het begin van de onderhandeling al het contract op en plaats de bedingen in het contract op dezelfde agenda als de prijs en de dienstverlening. Over het algemeen is de leverancier dan sneller geneigd water bij de wijn te doen. Ook is het mogelijk aan het begin van de onderhandeling een eigen contract in te brengen. Het accepteren van dit contract door de leverancier is dan een selectiecriterium geworden.

Onderhandelen is vaak een kwestie van macht. En weten welke macht men heeft. Als de leverancier *weet* dat er geen concurrentie is wordt zijn macht vergroot. Als de contractmanager *weet* dat de bodem van de onderhandelingsprijs nog niet is zicht is (bijv. door *benchmarken*) vergroot hij zijn macht.

Onderhandelaars kan men grofweg is twee categorieën onderbrengen. De 'shark' en de 'relatiegerichte onderhandelaar'. De shark is de keiharde onderhandelaar. De relatie met de leverancier is voor hem minder belangrijk, het resultaat telt. Hij kan uitstekend bluffen. Als hij niet weet wat zijn onderhandelingsruimte is bluft hij dat hij het wel weet. Dit kan werken. Iemand die goed kan bluffen, kan hier voordeel van hebben. Maar als wij terugkeren naar de matrix van Kraljic: een shark past niet in elk segment. De shark is het beste in zijn element in het hefboomsegment. De inkopende partij heeft hier inkoopmacht en het risico is laag. Nu ligt de inkoop van diensten echter meestal in het strategische of knelpuntsegment. In deze segmenten is sprake van een groter inkooprisico. Bovendien hebben wij bij diensten te maken met een langdurige relatie tussen leverancier en afnemer. Ik heb ooit eens gesolliciteerd bij een groot installatiebureau. Het ging hier om de inkoop van onder andere buizen, bouten en moeren. De werkwijze werd mij door het hoofd inkoop uitgelegd. 'Wij kopen in op de laagste prijs. Als je weet dat de leverancier op surseance staat dan kun je hem extra uitwringen.' Ja, bouten en moeren kun je overal krijgen, laag inkooprisico dus. Maar ik moet er niet aan denken dat de leverancier die onderhoud pleegt aan de röntgenapparatuur failliet gaat. Hier is dus sprake van een hoog inkooprisico. Bij diensten is de relatiegerichte onderhandelaar dus meer op zijn plaats. De relatie-inkoper richt zich op een onderhandelingsresultaat waarin beide partijen zich kunnen vinden. Dit betekent niet dat er niet hard onderhandeld mag worden. Deze handelswijze wordt wel omschreven als 'hard op het resultaat, zacht op de relatie'. Het gaat hier vooral om slim onderhandelen. Slim onderhandelen richt zich vooral op het vinden van alternatieven of nieuwe invalshoeken. Als een leverancier op een punt zijn poot stijf blijft houden, bedenk dan manieren waarop dit punt omzeild kan worden. Of geef alternatieven aan waardoor dit punt voor de leverancier minder zwaar weegt.

8.2 Onderhandelen over contracten

Bij onderhandelen over contracten zijn er twee mogelijkheden:
- De leverancier legt u een contract voor en u geeft aan welke punten u wilt veranderen.
- U legt de leverancier een contract voor en de leverancier geeft aan welke punten hij wil veranderen.

Voor beide methoden gelden eigenlijk dezelfde regels. Bedenk eerst welke punten in het contract het zwaarst wegen. En welke punten eventueel bespreekbaar zijn of kunnen vervallen. Neem alle zaken mee in de onderhandeling. Hoe meer punten er bespreekbaar zijn hoe meer uitwisselingsmogelijkheden er zijn. Dit geldt zeker voor de prijs. Vind uit welke punten zwaar wegen voor de tegenpartij en welke bespreekbaar zijn. Door hard te spelen op de punten die voor u belangrijk zijn en toe te geven op minder belangrijke punten komen u en de tegenpartij dichter bij elkaar.

Wat nu als u en de tegenpartij op bepaalde punten lijnrecht tegenover elkaar komen te staan? Laat dan merken dat u zonder deze leverancier eventueel wel kan leven. Probeer uit te vinden hoe graag de contractnemer het contract wil hebben. Weten is macht. Kijk hoe groot de omzet van de leverancier is; hoe groot bent u als klant? Hier speelt de factor tijd een rol. Hebt u de tijd, laat de leverancier wachten. Geef aan dat u het een en ander eerst intern wil bespreken. Loopt het jaar ten einde, dan wil een vertegenwoordiger nog graag een grote klant binnenhalen – goed voor zijn eindejaarsbonus. Persoonlijk doe ik nooit toezeggingen waar de leverancier bij is en nooit bij de leverancier in huis. Ik kan gemakkelijker beslissen in een omgeving waarin ik niet onder druk kom te staan. Trap daarom nooit in uitspraken als 'deze prijs kan ik alleen maar vandaag handhaven'. Dat geldt slechts voor een termijnmarkt als bijvoorbeeld energie. Een valkuil ontstaat als u samen met collega's onderhandelt. Meermalen had ik te maken met een hoofd van een afdeling dat, hoewel vakinhoudelijk volkomen thuis in de materie, commercieel een ramp was. Deze mensen plaatsen opmerkingen die uw onderhandeling totaal onderuit kunnen halen. Zoals: 'U bent de enige overgebleven kandidaat.' 'U bent de goedkoopste.' 'Als u marktconform bent gaan we zeker met u in zee.' Onmiddellijk zal dan een grote grijns op het gezicht van de leverancier verschijnen; hij weet hoe sterk zijn positie is en de onderhandelingen worden voor u een stuk moeilijker. Maak daarom als u met collega's aan tafel zit waarbij een leverancier aanwezig is van tevoren afspraken over wie wat zegt, zodat u niet voor verrassingen kan komen te staan. Vaak is het belangrijk een aantal zaken dat u met de leverancier besproken hebt in een gespreksverslag vast te leggen. Alles wat zwart-op-wit staat kan niet meer worden herroepen. Bedenk bij dit alles: contractgever en contractnemer hebben elkaar nodig. De contractgever wil zekerheid tegen een goede prijs en de contractnemer wil continuïteit voor zijn bedrijf.

8.3 De contractmanager binnen een DMU

Grote inkooptrajecten als een wasserijcontract of de aanschaf van een computersysteem worden vaak door middel van een DMU aangepakt. DMU staat voor *decision making unit*. Dit is een samenwerkingsverband van mensen van verschillende disciplines die bij elkaar zijn gebracht voor een specifiek inkoopproject. De taken van een DMU zijn:
- maken van een programma van eisen;
- maken van een beoordelingsmatrix;
- doen van marktverkenningen;
- uitnodigen van leveranciers tot het doen van een aanbieding;
- beoordelen van de diverse aanbiedingen;
- bepalen van de definitieve keuze;
- contracteren van het aan te besteden project.

De rol van de contractmanager of inkoper is hierbij cruciaal. Hij is de intermediair tussen bedrijfsleven en organisatie. Dat betekent dat alle communicatie tussen leveranciers en organisatie via hem verloopt. Daarnaast treedt hij op als coach voor de diverse leden van de DMU. De meeste leden zitten om hun vakkennis van het *product* in de DMU. De contractmanager zit hier om zijn vakkennis van het *proces*. Hij is in staat te *benchmarken*, kent de werking van de beoordelingsmatrix en kan onderhandelen met de leveranciers. De contractmanager onderhandelt vaak twee kanten op: naar de leverancier en naar de organisatie. De contractmanager dient de belangen van de totale organisatie te bewaken. Hij moet ervoor zorgen dat het programma van eisen niet overgespecificeerd wordt waardoor de onderhandelingsruimte wordt beperkt.

De valkuil van het specificeren zit hem in het verschil tussen technische en functionele specificaties. Men heeft snel de neiging om voor een functioneel probleem snel een technische oplossing te zoeken. Een voorbeeld: eerst is er het functionele probleem, er is bijvoorbeeld een transportprobleem. De DMU heeft dan snel de neiging dit onmiddellijk in technische termen te vertalen. Wij kopen een elektrocar met deze capaciteit, dit vermogen en deze afmetingen. Hierbij beperkt men onmiddellijk de speelruimte van de inkoper. Specificeren werkt als een trechter: hoe verder men specificeert hoe minder onderhandelingsruimte. Bekijk eerst de functionele specificaties en kijk naar de functionele oplossingen. Is het een organisatieprobleem? Moeten we iemand inhuren om het probleem op te lossen? Kunnen we de productie zo aanpassen dat er geen transportprobleem meer bestaat? Of moeten we inderdaad een apparaat kopen om hiermee het probleem op te lossen? Te snel conclusies trekken kan leiden tot verkeerde of te dure oplossingen. De inkoper dient hiervoor te waken. Hij dient ervoor te zorgen dat alle belangen van soms meerdere afdelingen op de juiste manier in het programma van eisen worden verwerkt. Bij het selecteren dient hij ervoor te zorgen dat er voldoende concurrentie wordt gesteld. Verder let hij erop dat het selectieproces volkomen transparant is en achteraf te verantwoorden. En ten slotte dient hij het financiële resultaat te bewaken en te rapporteren.

Onderhandelen binnen een DMU is vaak zorg dragen dat alle aspecten voldoende meegenomen worden in de selectie. Dus niet alleen het product, maar ook het contract, de prijs en de service enzovoort. Vaak bestaat onderhandelen uit het stellen van de juiste vragen. Door de rol van coach op zich te nemen binnen een DMU kan de contractmanager zichzelf op de kaart zetten. De diverse leden van een DMU zien hierdoor in dat er veel meer aspecten aan een inkooptraject zitten dan ze zelf hadden verondersteld. Hierdoor neemt het vertrouwen in de contractmanager toe. En vertrouwen heeft hij nodig om ook binnen de organisatie te kunnen functioneren.

Contract maken

9.1 Het zelf maken van een contract – 58

9.2 Functioneel specificeren – 58

9.3 Meer flexibiliteit inbouwen in contracten – 58

9.1 Het zelf maken van een contract

Wij zijn er toch nog toe van uitgegaan dat de leverancier het contract opstelt. Maar we kunnen natuurlijk ook zelf het contract maken en dat aan de leverancier voorleggen. Dat heeft een aantal voordelen:
- We kunnen alle onredelijke bedingen die leveranciers kunnen bedenken eruit laten.
- Het schept meer eenheid in ons contractenbestand (natuurlijk geldt dit alleen voor het basisdeel).
- De inhoud van alle contracten is bekend en men weet waar men aan toe is.

Elk contract heeft naast een basisdeel ook specifieke zaken. Die moeten in een bijlage worden weergegeven. Het is handig om een paar verschillende contracten bij de hand te hebben, zoals onderhoudscontracten, ICT-contracten, raamovereenkomsten, huur- en verhuurovereenkomsten, zodat je niet altijd het wiel zelf hoeft uit te vinden. Voor het onderhoud van ziekenhuisapparatuur bestaat er bijvoorbeeld het WIBAZ-contract. Dit is een contract opgesteld door de Nederlandse vereniging van ziekenhuizen samen met de FHI, de Federatie van Technologiebranches. Het voordeel van zo'n door beide partijen opgesteld contract is dat alle onredelijke bedingen er al zijn uitgehaald.

9.2 Functioneel specificeren

Bij het afsluiten van een contract is het vaststellen van de prestatie een belangrijk onderdeel. Het gaat er tenslotte om wat we van de leverancier verlangen. Nu is dit niet altijd eenvoudig. We willen de prestatie van de leverancier wel kunnen controleren en moeten dus helder specificeren wat we van de leverancier verlangen.

Er zijn verschillende mogelijkheden om aan te geven welke kwaliteit wij van de leverancier verlangen. Een eenvoudig voorbeeld is het maaien van het gras. Je kunt met de leverancier afspreken dat hij 10 keer per jaar het gras maait. Een andere mogelijkheid is een zogenoemd beeldbestek. Hierbij maak je een afspraak over de toestand van het grasveld, bijvoorbeeld dat het gras niet langer mag worden dan 5 centimeter. Het is dan aan de leverancier te bepalen hoe vaak hij het gras maait, als hij maar aan de gestelde eisen voldoet.

Steeds meer gaan bedrijven ertoe over om functioneel te specificeren. Er wordt dan niet aan de leverancier voorgeschreven wat hij precies moet doen maar meer wat de verwachtingen van het eindresultaat zijn.

Ook worden er in toenemende mate KPI's – Kritische Prestatie Indicatoren – gebruikt om de prestatie van de leverancier te meten. KPI's worden Smart geformuleerd (Specifiek, Meetbaar, Attractief, Realistisch, Tijdgebonden) en zijn continu meetbaar.

9.3 Meer flexibiliteit inbouwen in contracten

Het is moeilijk om van een contract af te komen. Daarom is het handig om bedingen in te bouwen waardoor men de mogelijkheid heeft het contract binnen de looptijd te verbeteren. Hier volgen drie voorbeelden.

- State of the art. Het door u geleverde product zal gedurende de gebruikstijd (we gaan uit van een periode van tien jaar) voldoen aan de kwalificaties die *state of the art* zijn voor dit product. Dat betekent dat als er zich gedurende de gebruikstijd nieuwe ontwikkelingen voordoen, het door u geleverde product hierop aangepast zal worden. Hiervoor zullen slecht minimale kosten in rekening worden gebracht.
- Performance. Wij verwachten dat de performance van uw product gedurende de gebruikstijd optimaal zal zijn. Dit betekent dat de leverancier een maximale *uptime* garandeert.
- Marktconformiteit. Wij verwachten dat het door u geleverde product marktconform is. Mocht blijken dat er in de markt vergelijkbare producten zijn die meer marktconform zijn dat uw product, dan willen wij de mogelijkheid open houden alsnog de aan u betaalde prijs ter discussie te stellen. Mocht binnen een jaar na aankoop blijken dat uw product niet marktconform blijkt te zijn, dan is leverancier bereid het verschil te krediteren.

Contractbeheer

10.1 Het opzetten van een contractenbestand – 62

10.2 Het digitale bestand – 64

10.3 Actualiseren – 64

10.4 Rapportage – 65

> Een onderdeel van contractmanagement is contractbeheer. Het is belangrijk dat de contractmanager precies weet welke verplichtingen zijn bedrijf is aangegaan. Hij moet snel kunnen terugvinden wat de condities van een contract zijn en welke looptijd en opzegtermijnen de contracten hebben. Zonder goed contractbeheer is geen goede contractbewaking mogelijk. Contractbeheer is het gereedschap van de contractmanager.

10.1 Het opzetten van een contractenbestand

Voor het opzetten van een contractenbestand dient men eerst zo veel mogelijk contracten te verzamelen. Zie ▶ paragraaf 1.4 voor een beschrijving hoe hiermee om te gaan. Daarnaast moet het contractenbestand geactualiseerd worden. Door het opvragen van facturen, het inwinnen van informatie bij de leveranciers en het informeren van de budgethouders ontstaat langzamerhand een compleet en zo actueel mogelijk beeld. Ga ervan uit dat een contractenbestand een dynamisch bestand is. Het moet voortdurend bijgehouden worden.

Bij het opzetten van een goed contractenbeheersysteem zijn drie bestanden van belang:
- leveranciersbestand;
- contractenbestand;
- inventarisbestand.

Daarnaast kunnen nog kleinere bestanden voorkomen, zoals een bestand van kostenplaatsen, een bestand met afdelingen, een bestand met locaties. Ook koppelingen met andere bestanden zijn mogelijk. In ◘ figuur 10.1 is aangegeven uit welke bestanden het contractenbestand bestaat en wat de relatie tussen de bestanden is.

Welke parameters moeten worden vastgelegd? Dit is afhankelijk van wat men ermee wil doen: contractbewaking, managementrapportage, vervanging van apparatuur, marktverkenning enzovoort. Per bestand zal ik enige gegevens doornemen.

Leveranciersbestand
Hierbij worden de volgende parameters geadviseerd:
- naam;
- crediteurennummer;
- adresgegevens;
- telefoon- en faxnummers;
- e-mailadres;
- contactpersonen.

Contractenbestand
Hierbij worden de volgende parameters geadviseerd:
- intern contractnummer;
- naam contractleverancier;
- soort contract (onderhoudscontract – huur/leaseovereenkomst – licenties – diensten – abonnementen – consignatie);

10.1 · Het opzetten van een contractenbestand

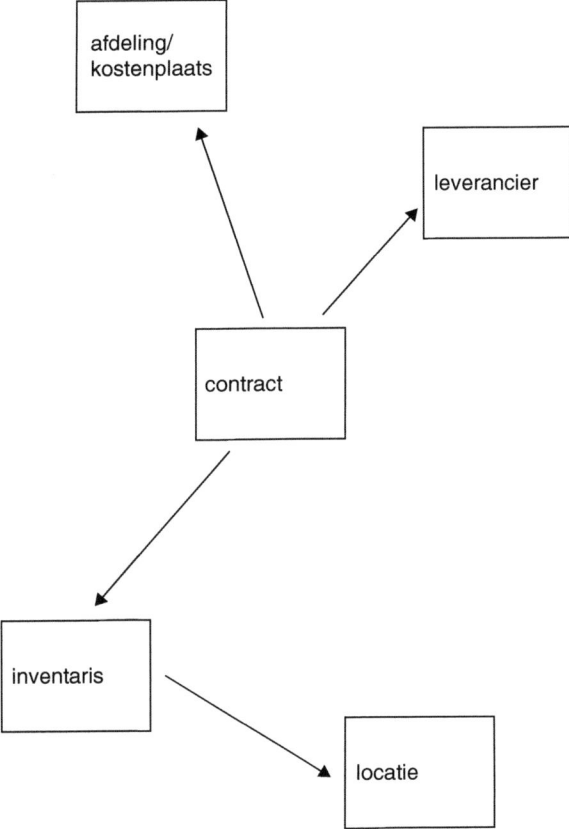

Figuur 10.1 De relatie tussen de verschillende bestanden in een contractenbeheersysteem

- soort onderhoudsovereenkomst (preventief – correctief – inspectie – SLA – samenwerkingsovereenkomst – all in);
- referentie leverancier;
- status;
- prijs;
- kostenplaats;
- afdeling;
- locatie;
- ingangsdatum – looptijd – opzegdatum – opzegtermijn – signaaldatum;
- automatische verlengen ja/nee;
- materiaaltarief;
- regietarief;
- voorrijtarief.

Inventarisbestand
  Hierbij worden de volgende parameters geadviseerd:
- inventarisnummer;
- soort installatie;

- merk;
- type;
- omschrijving;
- serienummer;
- installatiedatum;
- locatie;
- status;
- aantal onderhoudsbeurten;
- afdeling;
- onderhoudsfirma.

Uiteraard is dit een beperkt aantal parameters. Het is zeker uit te breiden. Bedenk wel: hoe uitgebreider het bestand is, hoe meer werk het kost om het te actualiseren. Vraag u altijd af waarvoor u het wilt gebruiken, en welke gegevens u nodig hebt.

10.2 Het digitale bestand

Uiteraard is een contractenbestand bij uitstek geschikt om digitaal te worden opgeslagen. Hiervoor werkt men het best met een relationele databank. Dit houdt in dat de verschillende bestanden aan elkaar gekoppeld kunnen worden en dat er ten behoeve van de rapportages diverse doorsnijdingen kunnen worden gemaakt. De meest bekende relationele databank is Access. Maar er zijn ook meer professionele systemen mogelijk. Hierbij kunt u denken aan systemen als BORAS en PLANON of een ander facilitair managementinformatiesysteem (FMIS). Door het contractenbestand te importeren in een professioneel systeem als BORAS of PLANON kan men het contractenbestand koppelen aan diverse andere databases, zodat er meer mogelijkheden ontstaan om contractenbestanden actief te beheren. Hierbij moet u eraan denken om contracten aan een werkorderbestand te koppelen. Hierdoor kunnen de prestaties van de leverancier actief bewaakt worden en er kan per apparaat een historisch bestand opgebouwd worden. Ook is het mogelijk op deze manier het PPO (gepland periodiek onderhoud) voor het komende jaar in te plannen. Als u van tevoren de jaarplanning met de leverancier bespreekt, kunt u de weken inplannen waarin het werk wordt uitgevoerd. Hierdoor is een veel betere prestatiebewaking mogelijk. Er kan ook beter rekening gehouden worden met het stilleggen van apparatuur wanneer het u uitkomt. Ook kan het bestand gekoppeld worden aan een financieel systeem waardoor facturen beter bewaakt en betaald kunnen worden en er gemakkelijk doorgeboekt kan worden naar de diverse budgetten. Ook bestanden die gebruikt worden voor het ruimtebeheer en voor een facilitair servicepunt kunnen gekoppeld worden aan de contractmodule.

10.3 Actualiseren

Het contractenbestand dient niet alleen compleet te zijn maar vooral actueel. Dit betekent dat alle mutaties in het bestand zijn verwerkt en dat de juiste opzegtermijnen zijn genoteerd zodat er op tijd gesignaleerd wordt dat een contract afloopt. Verder dienen de juiste installaties bij de onderhoudscontracten te zijn vermeld. En, *last but not least,* de actuele prijs. Het bestand houdt men actueel door proactief op te treden. Men kan afwachten tot een leverancier zijn mutaties opgeeft, maar de praktijk leert dat dit niet altijd op tijd gebeurt. De leveranciers moeten dus ruim voor de afloopdatum van het contract benaderd worden met de vraag wat de prijzen zijn voor de volgende contracttermijn en of er nog mutaties zijn in installaties of diensten. En dan kunt u natuurlijk gelijk uw wensen kenbaar maken: geen indexering of niet meer indexering dan boven een bepaald percentage, wensen over facturering, wensen betreffende onderhoudsbezoeken of bepaalde veiligheidsaspecten. Mijn ervaring is dat zo'n 50% van de leveranciers reageert op het eerste verzoek, maar wees een buldog: een leverancier hoort te reageren op een verzoek om informatie, want de klant is koning. Na diverse rappels zullen de meesten wel een reactie gegeven. In hun reacties zullen niet alle leveranciers uw verzoeken willen inwilligen. Ga dan in onderhandeling, meestal is er wel uit te komen. Toets de door de leverancier aangeleverde gegevens bij de gebruiker. Deze weet precies of de betreffende installatie nog in gebruik is of niet. Als dan aan het begin van het contractjaar het bestand zo veel mogelijk geactualiseerd is, is er nog de nacontrole door middel van de factuur. Deze moet kloppen met het contract. Is dit niet het geval, treed dan in overleg met zowel de leverancier als de gebruiker. Er kan altijd wat over het hoofd gezien zijn. Zo ontstaat op den duur een betrouwbaar instrument van contractbeheer en een uitgelezen stuk gereedschap voor de contractmanager. Hoe meer omvattend en actueler zijn bestand is, hoe betrouwbaarder de contractmanager overkomt op de organisatie. En hoe sterker zijn positie wordt ten opzichte van de leverancier.

10.4 Rapportage

Bij een relationele databank is het mogelijk *crosslinks* te maken van de diverse bestanden die in de databank aanwezig zijn. Zo kan men een onderscheid maken tussen operationele en managementinformatie. Bij operationele informatie moet men denken aan:
- expiratiedata; bijvoorbeeld: één keer per maand draait men een overzicht uit van de contracten waarvan de opzegtermijn over een maand ingaat, zodat men de tijd heeft een beslissing te nemen over verlenging/aanpassing/opzegging;
- overzichten van contracten per leverancier; deze dienen voor de communicatie met de leverancier. In het overzicht moet staan welke diensten tegen welke actuele prijs in het onderhoud zitten.

Bij managementinformatie valt te denken aan:
- overzichten van de contracten per afdeling of per kostenplaats;
- overzichten per soort contract of per technisch beheerder;
- kostenoverzicht per afdeling of totaal;
- overzichten genereren van bezuinigingen over een bepaalde periode.

Deze rapportages zijn belangrijk omdat ze meerwaarde geven aan het contractbeheer. Door actuele informatie naar het management te sturen zal de waardering voor de contractmanager toenemen. Daardoor kan hij meer grip krijgen op de kosten van het uitbestede werk en zo zijn werk beter doen.

Contractbewaking

11.1 Juridisch – 68

11.2 Operationeel – 68

11.3 Financieel – 69

11.4 Commercieel – 69

> Als een contract eenmaal is afgesloten wordt het gearchiveerd. Daarnaast is het aan te raden de contractgegevens digitaal op te slaan. Zodat ten eerste het contract snel is terug te vinden en ten tweede zaken als looptijd, prijs en prestatie van het contract goed bewaakt kunnen worden.

11.1 Juridisch

Bij juridische contractbewaking gaat het vooral om de looptijd van het contract. Hierbij kan sprake zijn van een opzegtermijn. De contractbeheerder dient tijdig in overleg te treden met de gebruikers over de vraag of het contract al dan niet verlengd moet worden. Bij grote en ingewikkelde contracten dient er tijdig aangegeven te worden dat er een tender moet worden uitgeschreven. Dit zijn soms ingewikkelde en langdurige procedures. De nieuw te benoemen leverancier moet er klaar voor zijn het contract over te nemen. Ik heb meermaals meegemaakt dat een leverancier, teleurgesteld omdat hij te horen kreeg dat zijn contract niet verlengd werd, op de opzegdatum de zaak volledig uit handen liet vallen. Als de nieuwe leverancier dan niet volledig klaar is om het over te nemen heeft de contractgever een probleem.

11.2 Operationeel

Het operationeel bewaken is in eerste instantie niet de taak van de contractbeheerder. Toch dient de contractbeheerder erop toe te zien dat het gebeurt. En er ook voor te zorgen dat hij tijdig op de hoogte is als het fout gaat. In dat geval is het zijn taak om het gesprek aan te gaan met de leverancier. Het operationeel bewaken van een contract is namelijk niet anders dan het bewaken van de prestatie. Heeft de opdrachtnemer gedaan wat in het contract afgesproken is? In het ziekenhuis waar ik werkte kwam een nieuw hoofd technische dienst. Deze was afkomstig uit het bedrijfsleven. Onmiddellijk verscherpte hij de prestatiebewaking. 'Ik kom zelf uit het bedrijfsleven', zei hij. 'Leveranciers verdienen het meest aan het onderhoud dat ze wel in rekening brengen maar niet doen.'

De mens is van nature lui, controle houdt hem scherp. Opdrachtnemers weten precies welke bedrijven wel en niet controleren. Hoe te controleren? Goede protocollen zijn belangrijk voor bewaking van de prestatie. Wie controleert en hoe wordt dit gecommuniceerd? De contractmanager moet op de hoogte worden gehouden van de prestatie van de leverancier. En zeker niet te laat worden geïnformeerd als de prestaties achter blijven. Om objectief en nauwkeurig te kunnen meten wat de prestatie van een leverancier is, dienen er prestatie-indicatoren benoemd te worden. Als er sprake is van een service level agreement zijn deze prestatie-indicatoren vastgelegd in het contract. Het is echter aan de contractgever deze ook te controleren en de leverancier hierop aan te spreken, eventueel met verwijzing naar een boeteclausule.

11.3 Financieel

'Betalen wij al die contracten vooruit?', was de vraag van mijn hoofd technische dienst. Ja, veel contracten op basis van *fixed price* worden aan het begin van het contractjaar in rekening gebracht. Als dit een contract voor een onderhoudsbeurt per jaar betreft, kan het zijn dat deze pas in december wordt uitgevoerd. Toch ligt de rekening in januari al op de mat. Hieraan kleven voor de contractgever verschillende nadelen:
- renteverlies: al het geld voor het komende jaar wordt in het begin al uitgegeven;
- als de leverancier binnen dat jaar failliet gaat, bent u uw geld kwijt, want er is nog niet gepresteerd;
- sommige leveranciers lopen nu eenmaal wat harder als ze de buit nog niet binnen hebben.

Wij hadden dus een tegenvoorstel bedacht. Contracten boven € 10.000 zouden wij in vier kwartalen betalen, contracten met een lager bedrag per 1 juli. Eerlijk delen, dus allebei de helft. Natuurlijk zal niet elke leverancier zich zonder meer overgeven. Dat is een kwestie van onderhandelen en inkoopkracht. Maar zonder meer vooruitbetalen is niet meer vanzelfsprekend. Ook zijn er nog steeds leveranciers die gewoon na uitvoering van het onderhoud pas factureren. Factuurbewaking hoeft niet moeilijk te zijn als het contractenbestand compleet en actueel is. Dit is een kwestie van vergelijken. Lastiger zijn de zogenoemde meerkosten: kosten die niet onder het contract vallen, zoals in rekening gebrachte materiaalkosten. Zijn deze materialen wel gebruikt, moesten ze wel vervangen worden? Hierbij is de prestatiebewaking van de technische dienst van groot belang. Ook bij schoonmaak kan meerwerk de kosten uit de hand laten lopen. Maak hier goede afspraken over, zowel met de leverancier als intern. Contracten op verbruiksbasis, zoals energie of kilo's gewassen goed, dienen eveneens goed bewaakt te worden.

11.4 Commercieel

Bij het commercieel bewaken van het contract denk ik aan prijs en indexering. Nu is de prijs vastgelegd tijdens de onderhandelingen, maar er is niet altijd sprake van een vaste prijs. Soms wordt er gefactureerd op basis van het verbruik, het aantal draaiuren bijvoorbeeld. Of de hoeveelheid aangeboden was. Het kan ook zijn dat er sprake is van een vaste maandfactuur, met per kwartaal of jaar een verrekening van de werkelijke verbruiken. Het is dus zaak het verbruik zelf goed in de gaten te houden. Denk bijvoorbeeld aan de vele conflicten die bedrijven in het jaar 2003/2004 hadden met energiemaatschappijen omdat ze het niet eens waren met het opgegeven verbruik. Bedrijven vinden dat zij elk jaar hun prijzen moeten indexeren. Op zichzelf is dit niet onredelijk, ook bedrijven kunnen met sterk gestegen kosten te maken hebben. Als u geen contract heeft met een vaste prijs of vaste indexering krijgt u hiermee te maken. Nu is het niet zonder meer waar dat elke kostenverhoging per definitie op het bord van de klant hoeft te worden neergelegd. Door juist in te kopen, efficiëntieverbetering en het leereffect kunnen de kostenverhogingen binnen de perken blijven. En een contractgever kan dat ook van zijn contractnemer eisen. Om hun prijsverhoging te motiveren, goochelen bedrijven vaak met ingewikkelde inflatieschema's, geven het advies van hun branchevereniging door of verwijzen naar CBS-inflatiecijfers. Nu zijn er vele soorten inflatiecijfers en die hebben niet allemaal betrekking op de betrokken branche. Wees dus kritisch. Er zijn verschillende soorten inflatie, namelijk:

- bestedingsinflatie: deze treedt op als de vraag naar goederen groter is dan het aanbod;
- kosteninflatie: als een ondernemer geconfronteerd wordt met kostenstijgingen zal hij die willen doorberekenen in zijn prijs.

Hier kunnen wij weer een onderscheid maken in:

- loonkosteninflatie: deze treedt op wanneer de loonkosten sneller stijgen dan de arbeidsproductiviteit;
- winstinflatie: deze treedt op wanneer stijgende kapitaalkosten (rente, huur, dividend) doorberekend worden in de prijzen;
- autonome kosteninflatie: deze treedt op wanneer de kosten van geïmporteerde grondstoffen en halffabricaten stijgen en wanneer de overheid haar tarieven en belastingen opschroeft.

Bij arbeidsintensieve dienstverlening ligt loonkosteninflatie altijd op de loer. Toch is het niet correct om een loonsverhoging van 8% zonder meer door te berekenen aan de klant. Belangrijk is na te gaan wat precies de loonkostencomponent is. Alleen bij autonome kosteninflatie is er echt sprake van een zekere overmacht.

Ook kunt u natuurlijk de zaak omdraaien en zelf de leveranciers meedelen dat uw instelling niet meer dan x%-verhoging zal accepteren. Daarnaast kunt u van de indexering van uw eigen branchevereniging uitgaan. Zo werk ik veel met het indexcijfer van de ziekenhuiswereld, de CTG-index. In feite is dit een spel van onderhandelen en inkoopmacht. Laat u niet verrassen, bereid u goed voor en neem een eigen standpunt in.

Inkopen van energie

12.1   De energiemarkt – 72

12.2   Inkopen van elektriciteit – 73

12.3   Inkopen van gas – 74

12.4   Monitoren van energieleveranties – 74

> Veel mensen staan er niet bij stil, maar in veel bedrijven en instellingen behoort energie tot de top tien van kostenposten van de organisatie. Daar er vroeger altijd sprake was van gedwongen winkelnering, hield niemand zich echt bezig met de inkoop van energie. Door overheidsmaatregelen is men nu gedwongen dit wel te doen. En nu blijkt dit een heel apart specialisme te zijn met valkuilen en voetangels. Hierbij een overzicht.

12.1 De energiemarkt

Per 1 juli 2004 is de Nederlandse markt voor energie volledig geliberaliseerd. Nu al is voor grootverbruikers de markt voor gas en elektra vrij. Omdat dit zo actueel is en omdat het een ingewikkelde materie is, wijd ik er een speciaal hoofdstuk aan.

Wat houdt inkopen van energie in? Wel, het energiebedrijf is in twee stukken geknipt. Ten eerste is er een transportdeel. Dit deel is niet geliberaliseerd. Men blijft bij de lokale transporteur en de tarieven worden door de overheid samengesteld. Ten tweede er is een productiedeel of handelsdeel. Dit deel is geliberaliseerd en over dit deel van de prijs is te onderhandelen. De markt is voor veel partijen echter erg onduidelijk. Mensen die nog nooit energie ingekocht hebben zijn hier zeer onzeker over. Maar ook van de kant van de producenten is sprake van onwennigheid. Er worden dan ook veel fouten gemaakt. Van verschillende kanten hoort men dan ook de opmerking dat de bedrijven nog niet klaar zijn voor privatisering. Door de Europese regelgeving zal de liberalisering achter wel doorgezet worden.

Is er geld te verdienen met het inkopen van energie? Het antwoord is een open deur: als je het goed doet wel, maar verwacht geen wonderen. De inkoop van energie is namelijk een termijnmarkt. Er zijn verschillende mogelijkheden. U sluit een contract af waarop u met de marktschommeling meelift. Meestal gaat het om een kwartaalprijs gebaseerd op de prijsontwikkeling van de afgelopen maanden en de prognose van de komende drie maanden. Hier is niets mis mee als de prijs daalt, want dan profiteert u. Stijgt de prijs echter dan heeft u pech. Er kunnen behoorlijke marktschommelingen zijn, net als op de effectenbeurs. Elektriciteit en gas volgen echter hun eigen koers. Gas volgt over het algemeen de oliemarkt. Deze wordt beïnvloed door bijvoorbeeld oorlogen in het Midden-Oosten, prijsafspraken door de OPEC en schommelingen van de dollar. Elektriciteit wordt meer beïnvloed door de schaarste of overvloed in de markt. Als er een partij failliet gaat, zoals EnergyXS in 2003, creëert dat een plotselinge vraag en stijgt de prijs. Als de economie aantrekt gaan bedrijven meer verbruiken en stijgt de prijs eveneens.

Ook is het mogelijk op termijn in te kopen. Bijvoorbeeld een vaste prijs voor 2004 en 2005. Dit heeft het voordeel dat u precies weet waar u aan toe bent. Maar de prijs wordt heel erg bepaald door het moment waarop u inkoopt. Het is dus raadzaam de marktontwikkeling op de voet te volgen en op het juiste moment in te stappen. Degene die de inkoop doet moet beslist niet gehinderd worden door lange beslissingstrajecten, want soms moet men binnen een dag beslissen. Morgen kan er weer een andere prijs liggen.

12.2 Inkopen van elektriciteit

Elektronen zijn niet aan kwaliteit onderhevig. Stroom is stroom. Er mag nu eenmaal maar één soort stroom op het net vervoerd worden. Dus een programma van eisen waaraan de stroom moet voldoen hoeft u gelukkig niet te schrijven. Toch zijn er wel degelijk zaken waar u op moet letten als u een tender voor elektriciteit uitschrijft. Zo is het aan te raden alleen zaken te doen met leveranciers die programmaverantwoordelijk zijn. Dit geeft een garantie voor levering van energie ook als de leverancier failliet mocht gaan. Verder kunt u eisen stellen aan de facturering en bedingen dat er geen verplichte maximale of minimale afname zal zijn. Bij de inkoop van elektriciteit speelt de hoeveelheid af te nemen energie en de wijze van afnemen een rol. Het is dus aan te raden om partners te zoeken en gezamenlijk energie in te kopen. Liefst partners met hetzelfde soort verbruik. Ziekenhuizen zijn aantrekkelijke partners voor leveranciers van elektriciteit. Zij hebben niet de bekende nacht- en weekenddip in het verbruik en hebben dientengevolge evenmin een grote opstartcurve in de morgen. Daarnaast bepaalt het hebben van een WKK (warmte-krachtkoppeling) of het laten meedraaien van een noodstroomaggregaat het verbruiksprofiel.

Bij elektriciteit hebt u te maken met twee tarieven: plateautarief en daltarief. Het belangrijkst is de prijs van het plateautarief, daar u hier het meest van zult verbruiken. Dit is tevens het hoogste tarief. Let op de momenten waarop het plateau- overgaat in daltarief. Ook dit kan schelen in uw rekening. Als grootverbruiker moet u tegenwoordig digitale elektriciteitsmeters hebben. Deze hoeft u niet meer te betrekken bij uw elektriciteitsbedrijf, maar ze kunnen bij elk erkend meterbedrijf worden gekocht of gehuurd. Daarnaast moet u naast het contract met het energiehandelsbedrijf ook een apart contract sluiten met uw netbeheerder. Reken u niet rijk.

Uw elektriciteitsrekening bestaat naast het handelsdeel uit een transportdeel en energieheffingen. Slechts een deel van uw rekening, het handelsdeel, is onderhandelbaar. Desondanks onderhandelt u als grootverbruiker toch over aanzienlijke bedragen.

Hoe nu in te kopen? Eerst bepaalt u de periode waarover u wilt inkopen, en heeft u de verbruikhoeveelheden uit het verleden geïnventariseerd. De leveranciers zullen op basis hiervan hun aanbiedingen doen. Als u een tender uitschrijft, laat u de leveranciers eerst akkoord gaan met uw voorwaarden. Op basis hiervan selecteert u de leveranciers waarmee u verder gaat. U volgt de markt en op een moment dat de prijs interessant is laat u alle partijen aanbieden. Denk erom dat alle aanbiedingen een korte houdbaarheid hebben, vaak niet langer dan een dag. U moet snel beslissen.

Een ander actueel issue is het gebruik van groene stroom. Dit is precies dezelfde stroom als u normaal ontvangt, maar de energiehandelsmaatschappij produceert een deel van haar stroom door bijvoorbeeld windmolens te plaatsen. Groene stroom is in principe duurder dan gewone stroom dus men zoekt financiers die dit mee willen bekostigen. Nu zijn er subsidies voor het gebruik van groene stroom, maar deze staan onder druk, dus een voordeel is hier nog moeilijk mee te behalen. Toch is het aan te raden een deel van de elektriciteit in de vorm van groene stroom af te nemen. Bedrijven moeten elke keer hun milieuvergunningen vernieuwen en moeten steeds meer aantonen dat men zuinig met energie omgaat en aan afvalbeperking doet. Een afname van een deel groene stroom kan helpen om de vereiste vergunning in de wacht te slepen. Een nieuwste vorm van energiebesparing is het plaatsen van een biocentrale. Een dergelijke centrale draait op milieuvriendelijk materiaal, zoals zonnebloem- of koolzaadolie. Omdat Nederland zich verplicht heeft aan het verdrag van Kyoto om de CO_2-uitstoot beneden een bepaald niveau te houden, zijn hier grote subsidies mee te verkrijgen. Door deze subsidies wordt een aanzienlijke besparing op de energiekosten behaald. De gegarandeerde aanvoer van biobrandstof is echter nog een kritiek punt.

12.3 Inkopen van gas

De gasmarkt verschilt behoorlijk van de elektriciteitsmarkt. Hier zijn veel minder aanbieders. Verder is de transportprijs afhankelijk van de afstand van uw bedrijf tot een distributiepunt. Distributiepunten zijn er onder andere in Groningen en Walcheren. Uw transporttarief bestaat uit twee delen: een landelijk transporttarief opgelegd door de Gasunie, en een lokaal transporttarief van uw lokale netbeheerder. Het lokale transporttarief wordt door de overheid vastgesteld, maar het landelijk transporttarief is voor grote partijen wel degelijk bespreekbaar. Ook hier is het aan te raden om gezamenlijk in te kopen. Een grote aanbieder is in het voordeel, al wordt het belangrijkste voordeel bepaald door het moment van inkopen. Verder is het belangrijk de juiste verbruiksprofielen op te geven. Uw energieprijs wordt bepaald door het opgegeven verbruik met een marge van meestal 10%. Als u daar boven komt, wordt het meergebruik afgerekend op basis van de dan geldende marktprijs. Ook bij een te laag verbruik kunt u een boete krijgen. De energiehandelsmaatschappij heeft namelijk op basis van uw opgave ingekocht en wil natuurlijk niet met overschotten blijven zitten. Ten slotte is er nog een valkuil en dat is het piekverbruik. U bent verplicht met uw netbeheerder een piekverbruik af te spreken. Dit is het hoogste uurverbruik dat u het komende jaar zult tegenkomen. Op basis van dit piekverbruik betaalt u een vergoeding aan de netbeheerder. Het is daarom belangrijk dat u dit piekverbruik niet te hoog inschat. Maar gaat u ook niet te laag zitten want voor elke m³/uur dat u eroverheen gaat, betaalt u voor het gehele jaar een boete. Mocht u dit inkopen van energie toch een te ingewikkeld en risicovol gebeuren vinden, dan zijn er onafhankelijke adviesbureaus die u kunnen helpen bij de inkoop van energie.

12.4 Monitoren van energieleveranties

U kunt een energiemeter kopen of huren bij elk erkend meterbedrijf. Er zijn twee soorten gas- en elektrameters: analoog en digitaal. De grote en middelgrote zakelijke markt zijn al verplicht digitale meters te gebruiken. Het voordeel van deze meters is dat zij op afstand via internet afleesbaar zijn. Zo kunt u als gebruiker het verbruik dagelijks monitoren. Houd er rekening mee dat er voor gas een nacalculatie door het gasbedrijf plaatsvindt. Dat komt omdat het verbruik wordt vastgesteld op basis van calorische nacalculatie. Het energiebedrijf doet dit omdat gas uitzet of krimpt bij temperatuurschommelingen. Het verbruik kan ongeveer 10% schommelen ten opzichte van het gemeten verbruik.

12.4 • Monitoren van energieleveranties

Controleer goed uw rekening. Wel degelijk kunnen er door goed te controleren (meet)-fouten geconstateerd worden. Dit geldt nog sterker als er zaken veranderen die niet goed of niet tijdig worden doorgegeven. Als het energiebedrijf niet snel genoeg de correcte gegevens krijgt, gaat het schatten en dat is meestal ten nadele van de klant. Het kan wel gecorrigeerd worden, maar dat geldt niet voor het renteverlies.

Ook krijgt de gebruiker te maken met de energiebelasting. Deze wordt door de netbeheerder voor de belasting geïnd. De energiebelasting kent een staffelsgewijze opbouw: de eerste duizend kilowatt (KW) is het duurst en daarboven worden de tarieven lager.

Europese aanbesteding

13.1	**Wat is Europees aanbesteden? – 78**	
13.1.1	Hoe zit een Europese aanbesteding in elkaar? – 78	
13.1.2	Gunning – 79	
13.1.3	Wat zijn de voordelen van Europees aanbesteden? – 80	
13.1.4	Wat zijn de nadelen van Europees aanbesteden? – 81	
13.1.5	Werkt Europees aanbesteden? – 81	
13.2	**Het Europees aanbesteden van diensten – 81**	
13.3	**Innovatief aanbesteden – 82**	
13.3.1	Innovatieve aanbesteding: partner in business-modellen – 82	
13.3.2	Innovatieve aanbesteding in de zorg – 82	
13.3.3	Innovatieve aanbesteding bij overheden – 83	
13.3.4	Strategische consequenties van innovatieve aanbesteding – 84	
13.3.5	In welke markt kan innovatieve aanbesteding worden toegepast? – 84	
13.3.6	Risico's en voorwaarden van innovatieve aanbesteding – 84	
13.3.7	Overzicht innovatieve aanbesteding – 85	
13.3.8	De nieuwe aanbestedingswet – 86	

> Europese aanbesteding wordt steeds belangrijker. Niet alleen overheid en semioverheidsinstanties moeten zich hier aan houden, ook openbare nutsbedrijven en academische ziekenhuizen. Sinds het arrest tegen het ziekenhuis Rivierenland in Tiel in 2004 leek het erop dat ook alle algemene ziekenhuizen eraan moesten geloven. Door een recente uitspraak van de Hoge Raad zijn algemene ziekenhuizen echter niet langer verplicht Europees aan te besteden.

13.1 Wat is Europees aanbesteden?

De rijks- en lokale overheid, bepaalde nutsbedrijven en ook academische ziekenhuizen zijn verplicht inkopen boven een bepaald bedrag Europees aan te besteden. Dit is gebaseerd op Europese regelgeving. Ook de inkoop van diensten is hieraan gebonden. Tabel 13.1 geeft een overzicht van de bedragen waarboven de hiervoor genoemde organisaties verplicht zijn Europees aan te besteden. De bedragen zijn gebaseerd op de regelgeving van 2004. Bij diensten is de waarde bepaald over een looptijd van het contract van vier jaar.

13.1.1 Hoe zit een Europese aanbesteding in elkaar?

- Men doet een vooraankondiging van geplande aanbestedingen, zo spoedig mogelijk na het begin van het begrotingsjaar (bij opdrachten groter dan € 750.000).
- Er volgt een publicatie (van start en gunning) van een opdracht via een standaardmodelaankondiging in een Europese database die toegankelijk is voor een ieder in de Europese Unie.
- Er worden minimale termijnen (in kalenderdagen) gehanteerd die aan inschrijvers moeten worden gegeven om aanvragen tot deelneming en offertes te kunnen indienen.
- Onderhandelen over de ontvangen offertes, waaronder prijselementen, is niet toegestaan.

Er zijn twee procedures:
- de openbare procedure;
- de niet-openbare procedure.

Tabel 13.1 Drempelbedragen voor 2012-2013 bij Europees aanbesteden

	Leveringen	Diensten	Werken
Centrale overheid	130.000	130.000	5.000.000
Decentrale overheid	200.000	200.000	5.000.000
Nutsbedrijven	400.000	400.000	5.000.000

13.1 • Wat is Europees aanbesteden?

> **De openbare procedure**
>
> De openbare procedure bestaat uit:
> - offerteaanvraag en aankondiging;
> - versturen aankondiging naar Luxemburg;
> - minimale termijn uit de richtlijnen van 52 kalenderdagen;
> - ontvangen offertes openen;
> - selectie op basis van uitsluitingscriteria en minimale eisen ten aanzien van leverancier en product;
> - beoordeling op basis van gunningcriteria;
> - voorlopige gunning en contractbesprekingen;
> - definitieve gunning;
> - binnen 48 kalenderdagen na gunning publicatie verzenden.

> **De niet-openbare procedure**
>
> De niet-openbare procedure bestaat uit:
> - offerteaanvraag;
> - versturen aan geselecteerde leveranciers (minimaal vijf partijen bij gebleken geschiktheid);
> - minimale termijn uit de richtlijnen van 40 kalenderdagen;
> - ontvangen offertes beoordelen;
> - voorlopige gunning en contractbespreking;
> - definitieve gunning;
> - binnen 48 kalenderdagen na gunning publicatie verzenden.

13.1.2 Gunning

De gunning van een aanbesteding is heel belangrijk. Deze moet volkomen transparant zijn anders heeft men zo een proces aan zijn broek. Er kan op twee manieren gegund worden:
- de goedkoopste aanbieding;
- de economisch meest voordelige aanbieding.

De eerste is duidelijk. Bij de tweede wordt gegund op basis van een combinatie van prijs en kwaliteit. Dit wordt verwerkt in een beoordelingsmatrix.

Beoordelingsmatrix
Om een Europese aanbesteding te kunnen beoordelen is men verplicht een weging toe te passen. Zeker bij de nieuwe aanbestedingswet is het niet meer mogelijk om alleen op prijs te beoordelen. Hier moet dus de EMVI-methode gebruikt worden (Economisch Meest Voordelige Inschrijving). Deze methode weegt de combinatie van prijs, kwaliteit en andere eisen zoals service en het bedrijfsprofiel van de aanbieder.

◘ Tabel 13.2 Weging aanbiedingen revisie daken

	punten	1 t/m 5	Firma A		Firma B		Firma C	
Prijs	30	4	120	3	90	5	150	
Onderhoud	10	4	40	3	30	3	30	
Kwaliteit offerte	10	4	40	5	50	1	10	
Schouwing	10	4	40	4	40	1	10	
Technische oplossing	20	5	100	4	80	2	40	
Bedrijfsprofiel	10	4	40	5	50	4	40	
Liquiditeit	10	4	40	4	40	4	40	
	100		420		380		320	

Bij de weging hoort men aan te geven hoe zwaar men de verschillende criteria laat wegen. Dit alles kan in een matrix vastgelegd worden (zie tabel 13.2). De inschrijver heeft het recht om inzage te krijgen in de beoordeling. Het is belangrijk dat dit zorgvuldig gebeurt en daarom aan te bevelen de beoordeling van de matrix door verschillende mensen te laten invullen en deze daarna te middelen. Dit dient om de schijn van bevooroordeling te voorkomen.

In ◘ tabel 13.2 geven we een voorbeeld van een weging van firma's A, B en C. De partij de het hoogste aantal punten heeft gescoord, heeft de aanbesteding gewonnen.

De Alcatel-termijn

De Alcatel-termijn is een periode van meestal twintig dagen waarbij voorlopig gegund wordt. Europese aanbestedingen worden in de nieuwe aanbestedingswet gepubliceerd op Tendernet. Als je de Alcatel-termijn niet gebruikt, loop je het risico dat als een partij bezwaar tegen de aanbesteding aantekent, de reeds gegunde partij kan eisen dat hij de aanbesteding krijgt. De aanbestedende partij kan dan niet één maar twee processen aan zijn broek krijgen. Bij het afwijzen van de afgevallen partijen wordt dan gewezen op het feit dat de partijen vijftien dagen de tijd hebben om bezwaar aan te tekenen. Daarna kan definitief gegund worden en vervalt het recht op bezwaar.

13.1.3 Wat zijn de voordelen van Europees aanbesteden?

De procedure van het Europees aanbesteden is ontwikkeld om internationale concurrentie te bevorderen. Bedrijven uit ieder land binnen de Europese Unie kunnen immers meedingen bij een aanbesteding. Een ander voordeel is de transparantie. Door de vaste procedure en het feit dat alles op schrift staat kan de aanbesteding verantwoord geschieden en heeft de beste partij de meeste kans om de aanbesteding te krijgen.

13.1.4 Wat zijn de nadelen van Europees aanbesteden?

Ten eerste vergt de procedure veel tijd. Alles moet immers via Luxemburg lopen en er moeten vaste tijden worden aangehouden voor de verschillende fasen in het uitbestedingstraject. Een ander nadeel is dat er sprake is van een ultieme offerte. Er mag niet meer over onderhandeld worden. Dit vraagt veel van het programma van eisen. Als blijkt dat geen van de offertes aan de doelstelling voldoet moet de gehele procedure over.

13.1.5 Werkt Europees aanbesteden?

Tot nu toe blijkt dat de Europese aanbestedingen van vooral de overheid nauwelijks tot meer internationale concurrentie hebben geleid. Het zijn toch weer de traditionele firma's die er met de buit vandoorgaan. Een directeur van een firma die aan een aantal Europese aanbestedingen had meegedaan, vertelde mij in vertrouwen dat inkopers toch in het geheim nog over de offerte wilden onderhandelen. Op zich is dit niet vreemd – onderhandelen zit goede inkopers immers in het bloed.

In 2004 is het ziekenhuis Rivierenland in Tiel veroordeeld, omdat het een aanbesteding van parkeerbeheer niet Europees had aanbesteed. Argument van de rechter was dat 67% van het ziekenhuisbudget uit ziekenfondsverzekeringen werd gefinancierd. Deze opbrengsten worden gezien als inkomsten uit algemene middelen. Als een instelling voor meer dan 50% uit algemene middelen wordt gefinancierd is er een verplichting tot Europese aanbesteding. Dit precedent leidde er aanvankelijk toe dat alle algemene ziekenhuizen verplicht waren Europees aan te besteden. Na een recente uitspraak van de Hoge Raad zijn algemene ziekenhuizen hiertoe echter niet langer verplicht. Door de nieuwe ziektekostenverzekering is de financiering van ziekenhuizen veranderd. Hierdoor worden ze niet meer voor het grootste deel gefinancierd door de overheid, met als gevolg dat ze niet langer vallen onder verplicht Europees aanbesteden.

13.2 Het Europees aanbesteden van diensten

Werkt de Europese aanbesteding ook voor diensten? Internationale concurrentie heeft alvast een nadeel. Diensten moeten vaak bij de klant worden uitgevoerd. Het is voor een wasserij in Italië niet echt aantrekkelijk om dagelijks de was in Hendrik Ido Ambacht af te leveren. Sommige firma's kunnen evenwel besluiten om een filiaal in Nederland te openen.

Daarnaast werd al er gesproken over een ultieme offerte. Deze offerte kan men accepteren of niet, er mag niet over worden onderhandeld. Dit heeft grote consequenties voor het programma van eisen. Die moet namelijk perfect zijn. Mochten de aangeboden offertes door onduidelijkheden in het programma van eisen niet voldoen aan de uiteindelijke vraag, dan zit er niets anders op dan de gehele procedure over te doen. Dit kost natuurlijk zeeën van tijd. Het maken van een programma van eisen voor diensten is vaak complexer dan voor materialen of installaties. Dit maakt Europese aanbestedingen van diensten complex en risicovol.

Ten slotte is Europese aanbesteding alleen zinvol als concurrentie mogelijk is. Als de software van een installatie alleen maar onderhouden kan worden door bedrijf X zijn er geen andere aanbieders. De Europese Commissie wil echter de concurrentie sterk bevorderen. Bedrijven zullen in de toekomst meer gedwongen worden hun broncodes af te staan. Er zal in de toekomst steeds meer gebruik worden gemaakt van Europese aanbestedingen. De druk vanuit Brussel zal daaraan meewerken.

13.3 Innovatief aanbesteden

Europese aanbestedingen hebben hun beperkingen. Dit geldt nog sterker als niet duidelijk is hoe het definitieve eindproduct er uit moet komen te zien. De klassieke, niet-innovatieve manier van aanbesteden leidde niet tot 'meedenken' van de leverancier. Bedenk dat er bij Europees aanbesteden een ultieme offerte is waarover niet onderhandeld mag worden. Als de opdracht alleen functioneel beschreven en dus niet tot in detail uitgewerkt kan worden – en dat geldt voor verdergaande vormen van innovatief aanbesteden (zie hierna) – dan wordt het moeilijk een programma van eisen te schrijven en wordt het nog moeilijker om te offreren. Hierom heeft men een nieuwe procedure ingevoerd, de onderhandelingsprocedure, maar ook die is aan allerlei restricties gebonden.

Er is gezocht naar een manier om functioneel te specificeren (in plaats van technisch en gedetailleerd), die nieuwe manieren van innovatief aanbesteden mogelijk moest maken. In het bedrijfsleven was men daar al wat verder mee. Bedrijven kiezen tegenwoordig vaak voor een *partner in business*-model of voor *co-makership*.

13.3.1 Innovatieve aanbesteding: partner in business-modellen

Het *partner in business*-model of *co-makership* is in het bedrijfsleven al enige tijd bekend. Zo heeft DAF het aantal leveranciers teruggebracht van een paar honderd tot enkele tientallen. De overblijvende leveranciers zijn strategische partners geworden, waarbij sprake is van *corporate design* en *engineering*. Ook zijn daarbij computersystemen van klant en leverancier aan elkaar gekoppeld op basis van *Enterprise Resource Planning*-systemen (ERP). Het voordeel hiervan is dat alles *Just-in-Time* geleverd kan worden. Werden voor een dashboard vroeger honderd onderdelen geleverd, nu wordt er een compleet dashboard geleverd. De vrachtauto wordt pas gemaakt als hij al besteld is. Geen onverkochte voorraden afgebouwde vrachtauto's meer.

13.3.2 Innovatieve aanbesteding in de zorg

Ook in de zorg komen vormen van samenwerking tussen afnemer en leverancier volgens het *partner in business*-model of *co-makership* in zwang. Twee voorbeelden:
- Een ziekenhuis schreef een tender uit voor de digitalisering van de workflow op de röntgenafdeling. Het was een complexe en kostbare zaak die werd aanbesteed. Een

leverancier bood een dienstenmodel aan waarbij hij zelf eigenaar bleef van de apparatuur. Daarnaast werd de leverancier gedurende vijf jaar verantwoordelijk voor levering, installatie, opleiding, datacollectie en onderhoud van het systeem. Er werd betaald per röntgenfoto. Hierbij moet wel worden aangetekend dat deze systemen zo complex zijn dat alleen deze leverancier ze kan onderhouden. Er was voor systeemonderhoud dus geen concurrentie.
- Een ander ziekenhuis sloot een *joint venture* met een schoonmaakbedrijf. Ze richten gezamenlijk een aparte BV op die naast schoonmaaktaken ook eenvoudige patiëntgerichte taken overnam zoals de koffie- en voedselvoorziening van patiënten, het opmaken van bedden en eenvoudige logistieke taken. Met als prettig gevolg dat het hoogopgeleide ziekenhuispersoneel de handen vrij had om medische taken te verrichten.

In het bedrijfsleven en de zorg zijn *co-makership* en het *partner in business*-model dus al bekende verschijnselen. Geldt dit ook voor de overheid? Zijn de genoemde vormen van samenwerking te rijmen met de aanbestedingsregels? Het ontbreken van helderheid op dit punt werd als een tekort ervaren en men ging op zoek naar constructies waarbij Europees aanbesteden gecombineerd kon worden met *co-makership*. Een van deze constructies is het *design & construct*-model. Volgens dit model worden zowel het ontwerp als het ontwikkelen en bouwen uitbesteed. Dit betekent dat de specificatie meer op functionele dan op technische specificaties berust.

13.3.3 Innovatieve aanbesteding bij overheden

Overheden zijn huiverig geworden om risico's te lopen bij Europese aanbestedingsprocedures. Ze zijn geneigd tot gedetailleerde, vaak technische specificaties en overladen programma's van eisen. De redenen hiervoor zijn:
- Europese aanbestedingsprocedures zijn complex.
- Er gaan niet zelden zaken mis in de procedure.
- Overheden worden regelmatig voor de rechter gedaagd omdat ze fouten hebben gemaakt bij de aanbesteding.

Deze neiging tot risicomijding past echter niet goed in het *turn key*-uitbesteden van projecten waarbij het belangrijk is dat de specificatie functioneel is, dat wil zeggen: niet in detail uitgewerkt. Als overheden een dergelijke verdergaande uitbesteding toch nastreven, zullen ze meer moeten overgaan van technische en gedetailleerde specificaties naar functionele specificaties. En er zijn goede redenen om dat na te streven. Moderne leveranciers van producten en diensten hebben op dit punt veel te bieden, ook aan overheden. Bedrijven als Imtech en Axima bieden bijvoorbeeld geen installaties meer aan, maar ze verzorgen Kracht, Licht en Klimaat. Deze bedrijven zijn verantwoordelijk voor design, installatie en onderhoud van de vaste installaties van gebouwen. De specificaties moeten dan ook in functionele termen gesteld worden, namelijk zo dat er voldoende kracht, licht en warmte is om goed te kunnen werken.

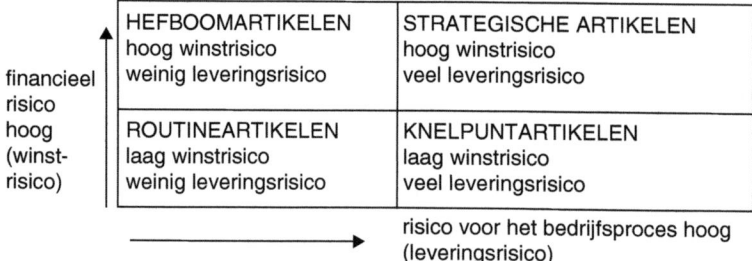

 Figuur 13.1   Matrix van Kraljic

13.3.4 Strategische consequenties van innovatieve aanbesteding

Wat zijn nu de kenmerken van geïntegreerde contracten waarbij ontwerp, uitvoering en exploitatie geheel aan één partij worden uitbesteed?
1. Er is een heel nauwe relatie tussen leverancier en klant, gebaseerd op wederzijds vertrouwen.
2. Er is (vaak) sprake van een langdurige relatie.

Dit heeft tot gevolg dat het belangrijker wordt dat zowel klant als leverancier solvabele en stabiele bedrijven of instellingen zijn.

13.3.5 In welke markt kan innovatieve aanbesteding worden toegepast?

We gebruiken hierbij de matrix uit het inkoopmodel van Kraljic (figuur 13.1).

Bij inkoop van *routine-* en *hefboomartikelen* is integratie van de uit te besteden processen niet nodig. Het leveringsrisico is laag, de processen zijn (vaak) simpel en er is veel concurrentie.

Bij *strategische artikelen* kan het wel interessant zijn een *partner in business* te zoeken. Door de hoge winst- en leveringsrisico's is het goed met een betrouwbare partner in zee te gaan. Deze kan een deel van het ontwikkelwerk voor zijn rekening nemen en ook voor de exploitatie zorgen.

Ook bij *knelpuntartikelen* bestaan er mogelijkheden voor innovatieve samenwerking tussen afnemer en leverancier. Bijvoorbeeld door totaalprojecten uit te besteden of alle onderhoud bij één leverancier uit te besteden.

In dergelijke gevallen krijgt de leverancier de rol van hoofdaannemer en wordt hij verantwoordelijk voor alle activiteiten of onderhoudswerkzaamheden. Dan is er nog maar één aanspreekpunt nodig voor de afnemer.

13.3.6 Risico's en voorwaarden van innovatieve aanbesteding

De uitbestedende organisatie moet zich terdege bewust zijn van de risico's van deze wijze van uitbesteden. Wie kiest voor totale uitbesteding dient de tender veel zorgvuldiger uit te voeren dan hij gewend was. Alle keuzes die van belang zijn voor het welslagen van het project, worden immers aan het begin van het traject gemaakt.

Als gevolg van de verschuiving van verantwoordelijkheden van opdrachtgever naar opdrachtnemer verandert de *span of control* van de projectmanager. Hij besteedt geen welomschreven zaak uit maar een idee. En dit idee wordt door de leverancier verder uitgewerkt. De vraag rijst: in hoeverre heeft de projectmanager de financiële en kwalitatieve aspecten van het project nog goed in de hand? Een projectmanager die gewend is te controleren en bij te sturen heeft nu te maken met een externe partij die deze taken verzorgt. En mocht die ene gekozen partij – die *partner in business* – toch onvoldoende functioneren, dan kan het zijn dat er weinig anders op zit dan de relatie te beëindigen. In dat geval zijn de gevolgen uiteraard veel groter dan wanneer er deelcontracten met meerdere partijen worden gesloten. In dat laatste geval valt er immers slechts één partij tussenuit. In het eerste geval kan het totale project stil komen te liggen. En daarom herhalen we nog een keer: *wie kiest voor totale uitbesteding dient de tender heel zorgvuldig uit te voeren. Alle keuzes die van belang zijn voor het welslagen van het project, worden immers aan het begin van het traject gemaakt.*

Bij innovatieve aanbesteding zijn de volgende voorwaarden belangrijk:
- Er zal een juiste partner moeten worden gekozen.
- Er zal meer functioneel moeten worden gespecificeerd, maar wel zodanig dat er geen ruis kan ontstaan tussen klant en leverancier.
- Er moeten duidelijke controle- en voortgangsinstrumenten worden ingebouwd; er moeten goede en duidelijke afspraken over rapportage worden gemaakt.
- Er moeten goede afspraken over de financiële afwikkelingen worden gemaakt. Hoe complexer het project, hoe lastiger het is op basis van *fixed price* te werken. Overheden dienen er rekening mee te houden dat als alle financiële risico's bij de externe partner worden neergelegd, hij dit risico zal afdekken in zijn offerte (prijsstelling).

Verder zullen de randvoorwaarden moeten worden bepaald. Belangrijk daarbij is in ieder geval het wettelijke kader waarbinnen de aanbesteding valt. Het is duidelijk dat in deze situatie het begrip aansprakelijkheid in de inkoopvoorwaarden een andere dimensie krijgt. Door meer functioneel te specificeren zal de opdrachtnemer zijn verantwoordelijkheid moeten nemen om zich te houden aan alle regelingen en procedures die gelden. Ten slotte zullen beide partijen er baat bij moeten hebben.

13.3.7 Overzicht innovatieve aanbesteding

We zetten de voor- en nadelen, randvoorwaarden en risico's van innovatief aanbesteden overzichtelijk op een rij.

Voordelen van innovatief aanbesteden

Voordelen van innovatief aanbesteden
- Er is één loketfunctie.
- Er is één contract.
- Er is een betrouwbare en meedenkende leverancier.

Nadelen van innovatief aanbesteden
- Minder span of control uitbestedende instelling.
- Aanbestedingsprocedure, specificaties en contractvorming zijn complexer.

Randvoorwaarden voor innovatief aanbesteden
- Beide partijen moeten baat hebben bij het contract (win-winsituatie).
- Er moeten goede afspraken worden gemaakt.
- Het wettelijk kader moet duidelijk zijn.

Risico's van innovatief aanbesteden
- Het begrip aansprakelijkheid zal heel goed moeten worden gedefinieerd (denk bijv. aan de neerstortende balkons in Maastricht en de onveilige parkeergarages in Tiel en Amsterdam).
- Noodgedwongen beëindiging van de relatie is een ingrijpend proces.
- Functioneel specificeren vraagt veel deskundigheid van een organisatie.

13.3.8 De nieuwe aanbestedingswet

Naast de Europese aanbestedingswet zijn er in Nederland nog drie richtlijnen van toepassing als aanvulling op de Europese regels. De BAO, BASS en AWR 2002 worden als aanvullingen gebruikt op de Europese regels. Deze laatste gaan vervangen worden door de nieuwe aanbestedingswet. De aanbestedingswet is 1 april 2013 in werking getreden.

Wat zijn de belangrijkste veranderingen? Een van de verschillen is dat er niet meer alleen op prijs mag worden gewogen. De weging moet een combinatie van prijs, kwaliteit en eventuele andere criteria beslaan. Verder mogen aanbestedingen niet meer onnodig samengevoegd worden zodat te grote volumes ontstaan. Alle aanbestedingsstukken moeten daarnaast kosteloos beschikbaar zijn. Geschiktheidseisen mogen geen betrekking hebben op de omzet. In ieder geval mag de omzeteis niet meer dan 300% van de opdrachtwaarde bedragen. Eisen, waarden en criteria aan inschrijvers moeten in proportionaliteit zijn, dus in redelijke verhouding tot wat gevraagd wordt in de opdracht. De Alcatel-termijn wordt verlengd tot 20 dagen. Dit is slechts een greep uit de voorstellen in de nieuwe aanbestedingswet, waarbij te zien is dat het vooral gaat om transparantie, proportionaliteit en non-discriminatie.

Duurzaam inkopen

14.1 Wat houdt duurzaam inkopen in? – 88

14.2 Duurzaam inkopen van diensten – 88

> Tegenwoordig heeft iedereen de mond vol over het milieu. In reclames wordt zelfs verteld dat een auto kopen het milieu vooruithelpt. Het terugdringen van de CO_2-uitstoot is een 'hot issue' en minder energiegebruik is een must. Kortom: er wordt veel geschreven en gepraat over het milieu, en zin en onzin worden over ons uitgestort. Heeft dit echter relevantie voor de inkoop? Jazeker, want milieuvervuiling begint met inkoop, met de aanschaf van dingen. Als er geen milieubelastende producten meer ingekocht worden, dan worden ze ook niet meer gemaakt. De overheid heeft hierin een voorbeeldfunctie en zij heeft daarom een richtlijn voor overheidsdiensten afgegeven. De centrale overheid diende in 2010 voor 100% duurzaam in te kopen; de lokale overheden zoals gemeenten voor 75%. In 2015 moet er door alle overheidsdiensten volledig duurzaam worden ingekocht. Maar ook het bedrijfsleven kan niet achterblijven; duurzaam en ethisch ondernemen is voor veel bedrijven een belangrijk motto geworden.

14.1 Wat houdt duurzaam inkopen in?

Duurzaam inkopen houdt onder andere het volgende in:
1. De inkoop van producten die het milieu zo min mogelijk belasten, dus bijvoorbeeld geen tropisch hardhout zonder certificaat.
2. De inkoop van producten waarvoor geldt dat de producent in de derde wereld er een eerlijke prijs voor krijgt, zoals *Max Havelaar*-koffie;
3. De inkoop van producten waaraan geen kinderarbeid te pas is gekomen.

Al met al een veelheid aan mogelijkheden om duurzaam in te kopen.

14.2 Duurzaam inkopen van diensten

Ook bij diensten zal naar duurzaamheid gekeken moeten worden. Zeker als het inkoopbudget voor een groot deel uit de inkoop van diensten bestaat. Waarop moet je letten bij duurzaam inkopen van diensten? Het gaat voornamelijk om de milieu- en sociale aspecten. Die zijn erg afhankelijk van de soort dienst die men inkoopt. De website van Senternovem is een handig hulpmiddel (▶ www.senternovem.nl). Senternovem is een bureau, opgericht door de overheid, dat de aspecten van duurzaam inkopen onderzoekt en voorlichting geeft aan alle instanties die duurzaam willen inkopen.
Een paar voorbeelden van duurzaamheid bij de inkoop van diensten:
- *Schoonmaak*: denk erom dat er milieuvriendelijke schoonmaakmiddelen worden gebruikt.
- *Werving/selectie/detachering*: bedenk bij het inhuren/inzetten van personeel dat mensen zo dicht mogelijk bij de werkplek wonen, zodat er zo weinig mogelijk kilometers worden gereden; propageer reizen met openbaar vervoer.
- *Transport*: kijk of deze bedrijven zo veel mogelijk schone voertuigen leveren.

- *Onderhoudsdiensten*: ga na of deze bedrijven zo veel mogelijk milieuvriendelijke materialen en methoden gebruiken. Kijk of hergebruik mogelijk is. Laat bedrijven de herkomst van de door hen gebruikte materialen aangeven. Lokale materialen hebben de voorkeur omdat er dan weinig transport nodig is.
- *Sociaal*: bedrijven moeten gebruikmaken van diensten of materialen waarbij zaken als kinderarbeid geen rol mogen spelen en producenten in de derde wereld een eerlijke prijs krijgen voor hun product.
- *Stage- en leerervaringsplaatsen*: het in dienst nemen van werklozen en gehandicapten moet worden bevorderd.

Er zijn dus veel aspecten bij de inkoop van diensten waarop men kan sturen als het gaat om duurzaamheid.

Bedenk dat veel bedrijven zich graag afficheren met duurzaamheid omdat het simpelweg in de mode is. Om aandacht voor duurzaamheid concreet te maken bij het eigen bedrijf of de eigen instelling is het aan te bevelen een handleiding duurzaam inkopen te schrijven. In de volgende fase zijn monitoring en rapportage belangrijk. Uiteindelijk is het inkopen van diensten niet alleen kostenbeheersing, maar ook een bijdrage aan de uitstraling van de instelling, zeker in deze tijd van een steeds kritischer kijk op het maatschappelijk gedrag van bedrijven en instellingen.

Diensten inkopen via internet

15.1 E-procurement – 92

15.2 Veiling op internet – 92

> Internet is niet meer weg te denken uit de samenleving. Het is het communicatiemiddel van de 21ste eeuw. Inkopers lopen niet voorop om dit middel voor hun werk te gebruiken. Toch is inkopen via het internet niet ver meer weg.

15.1 E-procurement

Aan het eind van de jaren negentig van de vorige eeuw leek internet de oplossing voor alle kwalen. De internetbomen groeiden tot in de hemel en er kwamen dagelijks nieuwe initiatieven bij. Ook de inkoop leek niet langer aan de hype te ontkomen. In de zorg, waar ik toen werkzaam was, ontstonden zogenoemde zorgportalen waarop klanten en leveranciers elkaar konden ontmoeten. Tientallen bedrijven kwamen langs om hun deel uit de ruif te kunnen pikken en er werden gouden bergen in het vooruitzicht gesteld. De meeste van deze bedrijfjes zijn inmiddels weer verdwenen.

Wat ging er mis? Ten eerste leed men aan het probleem van de vicieuze cirkel waar onder andere ook een product als Viditel aan ten onder is gegaan. Als er weinig aanbieders zijn, is het niet aantrekkelijk voor een klant om erin te stappen. Zijn er niet genoeg klanten dan is het voor de aanbieders niet interessant. De aanbieders van de zogenoemde zorgportalen kwamen met optimistische verhalen die nauwelijks ergens op waren gebaseerd. Er werd gesproken over veel aanbieders, waaronder grote gerenommeerde bedrijven. Bij doorvragen bleek dat deze bedrijven wel enige belangstelling hadden getoond, maar dat er concreet nog nauwelijks aanbieders waren. Waarom deze aarzeling van klanten en aanbieders? Alle partijen aarzelden om hun concurrentiegevoelige gegevens beschikbaar te stellen aan een derde partij. Want hoe betrouwbaar was deze partij? En als dit bedrijf nu eens opgekocht werd door een grote speler? Kortom, iedereen wachtte af. Al snel verdwenen de meeste aanbieders van zorgportalen van de markt. Ook in andere branches ging het slecht met de internetbedrijven. Veel bedrijven bleken alleen maar over een site te beschikken, maar niet over de noodzakelijke logistiek.

De internethype was over. Toch besefte iedereen dat dit maar tijdelijk was. Het was te snel gegaan, de markt was er nog niet klaar voor. Maar een communicatiemiddel als internet kon niet genegeerd worden. Op kleine schaal was iedereen er ook wel mee bezig. Een bedrijf als de Technische Unie was redelijk succesvol met bestellen via internet. Dit bedrijf beschikte namelijk wel over een goede logistiek. Ook succesvolle particuliere marktplaatsen als viavia.nl en marktplaats.nl hebben bewezen dat veilen via internet een mogelijkheid is om kopers en verkopers bij elkaar te brengen. Virtuele marktplaatsen hebben wel degelijk een toekomst.

15.2 Veiling op internet

Steeds meer producten worden geveild op internet. Het blijkt dat dit voor sommige producten goed mogelijk is, bijvoorbeeld kantoorartikelen of elektriciteit. Een van de voordelen van een virtuele marktplaats is dat het maximale aantal aanbieders binnen korte tijd een bod kan neerleggen. Er zijn via internet al veel veilingen van zulke producten. Een

15.2 • Veiling op internet

bedrijf als Negometrix biedt als dienst dergelijke internetveilingen aan. Het stelt een internetsite ter beschikking van bedrijven en instellingen om producten en diensten te veilen (► www.negometrix.com).

Het voordeel van een veiling is dat meteen duidelijk is wie de veiling heeft gewonnen en dat alle partijen inzicht hebben in hun positie bij de bieding. Een succesvolle (internet)-veiling voldoet aan twee voorwaarden:
- Er moeten voldoende aanbieders zijn.
- De geveilde zaak/dienst moet redelijk homogeen zijn.

Een voorbeeld hiervan is elektriciteit. Een dergelijk product is gemakkelijk te veilen; elektriciteit is immers bij alle aanbieders gelijk; het is een homogeen product. Het veilen kent geen kwaliteitsaspect: het gaat puur om de laagste prijs. Producten waarbij het moeilijk is de kwaliteit te omschrijven lenen zich dan ook minder voor veilingen op internet.

Toch moeten ook bedrijven die alleen op prijs concurreren aan een aantal voorwaarden voldoen voordat zij aan de veiling mogen meedoen. Als voorbeeld nemen we een internetveiling van – opnieuw – elektriciteit. Bedrijven die meedoen aan de veiling moeten aan de volgende eisen voldoen:
- Deelnemers moeten een vastgestelde minimumomzet in Nederland realiseren.
- Deelnemers moeten 'programmaverantwoordelijk' zijn.
- Deelnemers moeten de voorwaarden uit het contract accepteren.
- Deelnemers moeten de voorwaarden van de veiling accepteren.

De vraag rijst: zijn internetveilingen ook geschikt voor diensten? Veilingen van gecompliceerde diensten (waarvan het 'bestek', het geheel van uitvoerings- en financiële specificaties, ingewikkeld is) kunnen het beste in twee fasen geschieden:
1. Eerst dient er een voorselectie te geschieden waarbij minimale eisen aan de leveranciers en hun producten gesteld worden.
2. De tweede fase is de veiling zelf; de leveranciers die door het selectieproces komen mogen meedoen aan de veiling.

Bij de veiling wordt dan nog maar op een beperkt aantal punten geselecteerd. Meestal alleen nog op prijs.

Veilingen worden steeds meer gebruikt voor diensten. Bijvoorbeeld voor het inhuren van interim-managers en adviseurs. Onder meer het UWV werkt al op deze manier.

> **De gang van zaken bij een internetveiling**
>
> - Een aantal bedrijven wordt uitgenodigd mee te doen aan – of kan zich via een openbare inschrijving opgeven voor – de veiling.
> - Voor de veiling is een speciale website beschikbaar. Deze kan door de inkopende partij zelf beschikbaar gesteld zijn, of er wordt gebruikgemaakt van een speciale, door een extern bedrijf beschikbaar gestelde website.
> - Partijen moeten de voorwaarden van de veiling accepteren en soms nog aan een aantal vooraf gestelde voorwaarden voldoen (bijvoorbeeld een minimale omzet hebben) voor ze mee mogen doen.

- Alle partijen die meedoen, zowel aan de inkopende als aan de verkopende kant, krijgen een toegangscode tot de website.
- Op een vastgestelde datum en tijd kunnen partijen starten met hun beginbod. Zij zien vervolgens wat hun positie is bij de bieding, bijvoorbeeld dat zij bijna het laagste bod hebben gedaan.
- Partijen kunnen zo vaak bieden als ze willen binnen de daarvoor gestelde tijd. Een veiling duurt meestal een uur of twee.
- Het gaat erom op het laatste moment het beste bod neer te leggen. In de laatste minuten van een veiling wordt dan ook heel vaak geboden. Wie het laatst het laagste bod heeft neergelegd, weet zeker dat een andere partij niet nog lager kan. De termijn is dan immers gesloten.
- Dit biedingsproces kan voor bedrijven zenuwslopend zijn. Minder ervaren deelnemers hebben nog wel eens de neiging om te laag te bieden.
- Voor de kopende partij is het rustig afwachten. Deze ziet op zijn beeldscherm wat er gebeurt en hoeft verder niets te doen.
- Meteen na de veiling kan de winnaar bekend worden gemaakt.

Het contracteren van ICT-contracten (software)

16.1   De onderhandeling – 96

16.2   Users – 96

16.3   Stand alone of via internet – 96

16.4   Apparatuur – 97

16.5   Open source-bronbestanden – 97

16.6   Betaling – 97

16.7   Het contracteren – 97

16.8   Het testen – 98

16.9   Het onderhoud – 98

16.10 Algemene voorwaarden – 99

> Het contracteren van ICT-contracten is vaak een complexe zaak. Dikwijls gaat er een lange onderhandeling en overleg over het in te kopen systeem aan vooraf. Ook wordt er vaak tegelijkertijd met de aankoop van een ICT-pakket een onderhoudsovereenkomst afgesloten of is onderhoud een onderdeel van de licentieovereenkomst.

16.1 De onderhandeling

Bij het bespreken van de onderhandeling sla ik even het deel van het selecteren over. Dit is puur inkoop, alhoewel het contractonderdeel wel deel kan zijn van de selectieprocedure. Uiteindelijk gaan partijen in gesprek over het te volgen traject. Bij software is over het algemeen een standaarddeel en een maatwerkdeel te onderscheiden. De prijs voor het standaarddeel is de *fixed price* – dit is duidelijk. Het maatwerkdeel wordt meestal op basis van regietarief berekend. Soms is het in de onderhandeling moeilijk te achterhalen wat nu maatwerk of standaard is. De leverancier is daar niet altijd even duidelijk in. Soms blijkt het pas in een volgende release te worden meegenomen. Het doel is zo veel mogelijk benodigde functionaliteiten te contracteren, maar toch te proberen de kosten zo laag mogelijk te houden.

16.2 Users

Het is belangrijk te kijken hoeveel gebruikers er in het systeem moeten kunnen. De leverancier heeft verschillende opties:
- een onbeperkt aantal licenties;
- één licentie per gebruiker; meer gebruikers kunnen dan simpelweg geen gebruik maken van het systeem;
- een standaardaantal licenties, bijvoorbeeld 10-50-100 of 200; zijn er meer gebruikers dan moet het aantal licenties verhoogd worden; meestal gebeurt dit op basis van vertrouwen, maar bij meer gebruikers ben je in principe in overtreding;
- licenties op basis van *concurrent users*; hierbij kunnen een x aantal mensen tegelijkertijd inloggen; er kunnen wel meer gebruikers zijn, maar die kunnen niet tegelijkertijd in het systeem aan het werk.

16.3 Stand alone of via internet

Vroeger werd de software op de server van het bedrijf geïnstalleerd. Tegenwoordig wordt steeds meer software via internet aangeboden. De server staat dan bij de leverancier of bij een derde partij die hosting voor derden verzorgt. Bekijk goed of uw gegevens goed beschermd zijn en of er voldoende back-up is, die bij voorkeur op een andere plaats plaatsvindt.

16.4 Apparatuur

Let goed op dat bij servers de juiste server gebruikt wordt. De leverancier behoort hier alle informatie voor te geven. Dit geld ook voor het netwerk. Ook dit moet voldoen aan de standaarden opgegeven door de leverancier.

16.5 Open source-bronbestanden

Het is belangrijk dat bij het wegvallen van de leverancier de broncodes beschikbaar zijn voor de klant zodat hij verder kan werken. Leveranciers stellen die soms bij faillissement beschikbaar via een notaris. Soms moet hier van tevoren voor betaald worden. In feite is dit een achterhaald principe. Veel software wordt nu via internet aangeboden en vaak zijn de broncodes vrij toegankelijk, open source-software wordt dit genoemd. Ook bij koppelingen aan andere systemen heeft dit voordelen.

16.6 Betaling

Dit is altijd een interessante onderhandeling: de leverancier wil graag zoveel mogelijk vooraf betaald krijgen, maar het is de taak van de inkopers de betaling juist zo veel mogelijk uit te stellen tot na finale oplevering. Heel simpel: een leverancier loopt nu eenmaal een stapje harder als hij zijn geld nog niet binnen heeft. Toch is het niet onredelijk een klein deel vooruit te betalen. Betalingsmomenten zijn:
- bij opdracht;
- bij installatie;
- bij oplevering;
- bij getest en goed bevonden.

Houd zo veel mogelijk geld achter de hand om te betalen na testen en finale oplevering. Hierdoor weet u zeker dat de leverancier zich aan de afspraken houdt.

16.7 Het contracteren

Bij het afsluiten van de licentieovereenkomst moet naast genoemde zaken op nog een aantal dingen gelet worden:
- Is het een eeuwig durende licentie of een voor een bepaalde tijd?
- Zorg ook dat de opleiding goed geregeld is. Dit is geen onderwerp om op te beknibbelen.
- Denk om intellectueel eigendom van de informatie.
- Is er sprake van koppeling aan andere systemen, dan is het zaak hier heel goede afspraken over te maken. Dit blijkt vaak een valkuil voor goede werking van de

software te zijn. Probeer daarom één partij verantwoordelijk te maken voor het goed functioneren van het systeem.
- Zorg dat er voldoende documentatie aanwezig is.

16.8 Het testen

Vaak wordt er een testomgeving gecreëerd waarin het systeem getest kan worden. Het testen is belangrijk omdat een groot deel van de betaling hiervan afhankelijk is. Denk erom dat het systeem volledig moet werken en dat alle afgesproken functionaliteiten ook aanwezig zijn. Keur pas goed als alles echt werkt. Vaak moet er dan een opleveringsprotocol getekend worden. En daarna wordt er betaald. Het is vaak beter om met meerdere personen te testen. Eén mens ziet gauw wat over het hoofd. Het is heel belangrijk om functioneel te blijven denken. Denk niet als een automatiseerder, maar als een gebruiker.

16.9 Het onderhoud

De onderhoudsovereenkomst wordt meestal tegelijkertijd met de koopovereenkomst afgesloten. Soms wordt het onderhoud al in de licentie meegenomen, maar het komt ook voor dat er een aparte serviceovereenkomst wordt afgesloten.

- *Versie.* Het is belangrijk welke versie er is aangekocht en hoeveel updates en upgrades er per jaar worden verstrekt. Zijn deze in de prijs meegenomen? Het is ook belangrijk hoeveel versies u mag achterlopen zonder dat het onderhoud in gevaar komt.
- *Indexering.* Probeer duidelijke afspraken te maken over indexering. Bedenk dat het met software nu eenmaal zo is dat je erg afhankelijk bent van de leverancier. Er zijn geen alternatieven.
- *Aansprakelijkheid.* Leveranciers in de softwarebranche zijn erg gevoelig voor aansprakelijkheid. Als systemen niet werken, kunnen de gevolgen voor het bedrijfsproces groot zijn. Aansprakelijkheid wordt dus in de door de leverancier voorgestelde overeenkomst zo veel mogelijk afgewezen. Dit geldt zeker voor gevolgschade. Kijk hier scherp naar.
- *Helpdesk.* De meeste leveranciers maken gebruik van een helpdesk. Kijk goed naar de tijden van de beschikbaarheid van deze helpdesk. Verder is er sprake van een reactietijd en een reparatietijd. Zitten de kosten hiervan in het contract? Soms is er een escalatieschema van een kleine storing tot een ernstige fout. Kijk goed wat hieronder verstaan wordt.
- *Uptime-garantie.* Leveranciers geven soms een *uptime*-garantie. Hierin staat hoeveel procent kans bestaat dat het systeem uit de lucht gaat. Kijk goed na wat er onder *uptime* wordt verstaan. Hierover verschillen opdrachtgever en leverancier nogal eens van mening, bijvoorbeeld over de vraag of het systeem volledig uit de lucht is of slechts gedeeltelijk.

16.10 Algemene voorwaarden

Het is belangrijk welke algemene voorwaarden er van toepassing worden verklaard op de overeenkomst. De Algemene verkoopvoorwaarden van de ICT-branche, de FENIT-voorwaarden, zijn niet altijd even klantvriendelijk. De overheid bijvoorbeeld hanteert zijn eigen ARBIT-inkoopvoorwaarden voor ICT.

Het inhuren van externen

17.1 **Het afsluiten van het contract – 102**
17.1.1 Uitzendkrachten – 102
17.1.2 Detacheerders – 102
17.1.3 Zzp'ers – 102

17.2 **Het bewaken van het contract – 103**

> Ook het inhuren van personeel gaat via een contract. Het is belangrijk om dit goed bij te houden omdat dit soort contracten vaak sterk muteren.
> Het inhuren kunnen we onderscheiden in de volgende categorieën.
> - uitzendkrachten;
> - detacheerders;
> - zzp'ers.

17.1 Het afsluiten van het contract

17.1.1 Uitzendkrachten

Hierbij kun je tarieven voor bepaalde functies bespreken en op basis daarvan een raamovereenkomst sluiten. Op basis van dit contract wordt met elke uitzendkracht een individuele overeenkomst gesloten. Hierin staat het afgesproken tarief en de looptijd van de overeenkomst.

17.1.2 Detacheerders

In het geval van detachering blijft de medewerker in dienst van het detacheringsbureau. Er wordt dan ook een overeenkomst gesloten met het detacheringsbureau. Ook hier worden in principe de tarieven en een looptijd afgesproken.

17.1.3 Zzp'ers

Hierbij wordt rechtstreeks met de zzp'ers een overeenkomst gesloten. De zzp'er moet voor de belastingdienst een VAR-verklaring overleggen. Daarnaast mag hij in principe alleen voor een project aangenomen worden en dus niet als vervanger op een reguliere werkplek aangesteld worden. Veel zzp'ers gebruiken een bureau als *payrolling partner* dat de facturering en soms ook de acquisitie van de zzp'ers verzorgt. Het is dan niet altijd duidelijk of het om een zzp'er gaat en niet om een detacheerder. Controleer dit goed!

Bedenk hierbij dat het in alle gevallen gaat om tijdelijke functies. Houdt men een externe te lang op een functie dan kan hij bepaalde rechten op deze functie claimen. Ook zijn externen in principe veel te duur om te lang in functie te blijven.

Vaak is het lastig om de juiste persoon op de juiste plaats te krijgen. Soms zijn het kennissen van collega's of wordt er altijd met hetzelfde bureau zaken gedaan. Een transparante leverancierskeuze is vaak lastig, zeker als men verplicht is Europees aan te besteden. Het UWV heeft hiervoor een oplossing bedacht. Zij hebben een internetveiling georganiseerd voor externen. Zij publiceren een gevraagde functie op een site en in principe kan iedereen hierop inschrijven. Er worden een paar partijen uitgenodigd voor een gesprek, want er moet natuurlijk wel een klik zijn. Steeds meer instellingen gaan hiertoe over.

17.2 Het bewaken van het contract

Aan het einde van het contract kunnen er twee dingen gebeuren:
- Het contract wordt verlengd.
- Het contract wordt niet verlengd.

Bij verlenging moet er in feite een nieuwe overeenkomst gesloten worden. Vaak kunnen er dan ook nieuwe tarieven worden afgesproken. Bij verlenging is het vaak mogelijk om tarieven te verlagen. Bij beëindiging moet het contract op verlopen worden gezet.

Valkuilen bij het contractbeheer

18.1 Valkuil: een kwestie van specificeren – 108

Casus A: de leverancier gaat failliet

Het hoofd van het laboratorium kwam nogal in paniek mijn kamer binnenlopen. De leverancier van het labsysteem was failliet verklaard. Zijn paniek kon ik mij wel voorstellen. Alle onderzoeken werden via dit systeem gearchiveerd. Sommige apparaten stonden rechtstreeks op het systeem aangesloten, en via het systeem konden de artsen de resultaten raadplegen. Bovendien verliep de totale facturering via dit computerprogramma. Ik nam contact op met de curator. Alleen in levensbedreigende gevallen konden de technici van de firma nog ingezet worden. Bovendien was haast geboden. Het was nog de tijd van de hoogconjunctuur en de programmeurs zullen snel een andere baan vinden. Dus heb ik contact opgenomen met de bron van de software: een leverancier in Frankrijk. Deze zag ook wel dat zijn markt verloren dreigde te gaan en was van plan een eigen dealerschap in Nederland op te richten. Bij calamiteiten wilde de fabrikant wel zijn diensten verlenen als wij bereid waren met hem in zee te gaan. Toen heeft onze huisadvocaat een brief geschreven naar de curator waarmee op basis van het faillissement het contract werd opgezegd. Dit wordt soms vergeten, wat problemen kan geven bij een eventuele herstart van de desbetreffende failliete firma. Binnen een maand hadden wij een nieuw contract met de nieuw opgerichte Nederlandse tak van het Franse bedrijf. Als je als inkoper hier snel op anticipeert, kweek je veel krediet bij de desbetreffende afdelingen. En 'op de kaart staan', dat wil je toch als inkoper of contractmanager.

Casus B: er wordt niet voldoende gepresteerd

We hadden al tien jaar lang dezelfde hovenier in huis, totdat we een nieuw hoofd technische dienst kregen die mij vroeg 'wat die gasten eigenlijk deden'. Ik pakte het contract erbij en we keken naar de lijst van werkzaamheden. Het hoofd van de technische dienst besloot ze eens te controleren en na een tijdje kwam hij erachter dat de hovenier een substantieel deel van zijn werkzaamheden niet of niet goed deed. Wij besloten de hovenier uit te nodigen voor een stevig gesprek waarin hij beterschap beloofde. Toen echter de facilitair manager erachter kwam dat deze leverancier de boel had belazerd, wilde hij meteen van de hovenier af. Het was echter al begin december, de drie maanden opzegtermijn waren al verstreken. 'Dan stel je hem maar in gebreke', was zijn commentaar. Naar mijn tegenargument dat er nog te weinig dossier was opgebouwd wilde hij niet luisteren. Ik stelde de hovenier in gebreke en op basis hiervan werd het contract opgezegd. Binnen twee weken zat de hovenier met zijn advocaat aan tafel bij de facilitair manager. Hij beriep zich op zijn tienjarig leverancierschap en op het feit dat hem in die tien jaar nooit verwijten waren gemaakt. De juridische positie van onze organisatie als contractgever was niet sterk. Wij hadden hem een redelijke termijn moeten geven om beter te presteren. De opzegging werd tenietgedaan en de leverancier kon ook in het volgende jaar gewoon zijn contract uitdienen. Laat dit een les zijn!

Valkuilen bij het contractbeheer

Ten eerste, bewaak altijd de prestatie van de leveranciers. De hovenier wist dat er nauwelijks controle was en was in de loop der jaren laks geworden. Ten tweede, als een leverancier al jaren een contract heeft en men wil hiervan af dan moet men sterke argumenten hebben. Begin met dossiervorming. Bij een ingebrekestelling hoort de leverancier een redelijke termijn te krijgen om zijn prestaties te verbeteren. Beter is het om het komende jaar een nieuwe tender uit te schrijven waaraan ook de huidige leverancier mag meedoen. Laat wel tijdig weten aan de huidige leverancier dat de tender eraan komt en zeg het contract tijdig op.

Casus C: voorinvestering bij een onderhoudsovereenkomst

De onderhoudsleverancier van de warmtekrachtcentrale ging failliet. Kan gebeuren. Ik beëindigde formeel het onderhoudscontract tot de teamleider technische dienst mij benaderde met de vraag hoe het zat met de revisie. In een grijs verleden was er een onderhoudsovereenkomst afgesloten waarbij in het onderhoudsbedrag elk jaar een bedrag was opgenomen voor een grote revisie, eens in de vijf jaar. Ik kon de teamleider uit de droom helpen: dat geld was hij kwijt. Het bedrijf had inmiddels een doorstart gemaakt en toen ik de firma aansprak op de revisieclausule verwees men mij naar de curator. Als je als bedrijf wat terug te vorderen hebt bij een failliete leverancier, kun je het in negen van de tien gevallen wel vergeten. Er bestaan namelijk preferente crediteuren bij een faillissement, crediteuren met een voorkeursbehandeling dus. Eerst komen de achterstallige salarissen en dan de bedrijfsverenigingen. Vervolgens roomt de belasting de rest van het overgebleven kapitaal af. Blijft er dan nog wat over dan zijn het de banken die zich over het algemeen goed ingedekt hebben en die er met de rest vandoor gaan. Voor de overige schuldeisers blijft er meestal niets over. Wat kan je hieruit leren? Sluit geen contracten af met een voorinvestering. Geef hier een aparte opdracht voor, dan valt er misschien nog wat te onderhandelen. Ook bij apparaten die ter reparatie opgestuurd worden is het opletten. Laat een eigendomsverklaring opmaken. Als deze er niet is, wordt het apparaat samen met de failliete inboedel verkocht. Laat bij grote vooruitbetalingen een bankgarantie opmaken. Het motto is: dek je in want elk bedrijf kan in principe failliet gaan.

Casus D: algemene voorwaarden (KIA/KUA)

Een KIA/KUA is een automaat die bedrijfskleding inneemt en verstrekt. De automaat herkent de bedrijfskleding aan de in de kleding ingebouwde chip. Hierdoor weet de machine wat voor soort bedrijfskledingstuk het is en welke maat. Met behulp van een pas kunnen verpleegkundigen schone kledingstukken in hun maat verkrijgen. Het apparaat was door de leverancier die tevens de kleding leverde een jaar geleden grondig gereviseerd. Ik was dan ook verbaasd toen hij mij na een jaar een offerte voor de neus hield van € 18.000 voor verbouwing van de KIA/KUA. Die was toch pas verbouwd? 'Ja,' zei de directeur, 'maar de chips in de kleding zijn veranderd en daardoor moeten de chiplezers in de KIA/KUA ook aangepast worden.' Ik legde de directeur fijntjes uit dat in onze inkoopvoorwaarden – op basis waarop de verbouwing was uitgevoerd – wij de garantie hadden dat de onderdelen gedurende de gebruikelijke levensduur van het apparaat leverbaar moeten zijn. De kosten voor de aanpassing van de kaartlezers waren dus voor zijn rekening. Of hij moest maar aan oude chips voor de bedrijfskleding zien te komen. Na nog een gesprek en flink morren heeft de leverancier uiteindelijk de kaartlezers op zijn kosten opgevoerd. Hieruit is te leren dat vrije garantie van onderdelen altijd in inkoopvoorwaarden of het contract moeten worden afgedwongen. Anders kan een afnemer wel eens voor onverwacht hoge kosten komen te staan.

18.1 Valkuil: een kwestie van specificeren

Elke aankoop van een product of een dienst wordt geïnitieerd door een functioneel probleem, bijvoorbeeld: er is een transportprobleem (ik bestel een vrachtwagen); het is vuil (ik huur een schoonmaker in). Dit functionele probleem moet gespecificeerd worden. De grootste valkuil bij specificeren is dat men te snel de diepte in gaat. Kijk eens naar ◘ figuur 18.1. De pijlen vormen een trechter. De trechter symboliseert dat hoe dichter men bij het bestelmoment komt, des te kleiner de mogelijkheid om nog wijzigingen aan te brengen. Een inkoper inschakelen op het moment dat de trechter al heel nauw is geworden, heeft dus weinig zin. De inkoper heeft dan weinig mogelijkheden meer om de schade te beperken.

Voorbeeld

De zorginstelling waar ik werkte had een mobiel consultatiebureau. Het betrof een grote oplegger die van stad naar stad werd gereden, waarin een arts en een verpleegkundige van het consultatiebureau spreekuur hielden. Het hoofd transport kwam bij me binnen met de opmerking dat hij een trekker nodig had van 400 pk. Hij vroeg of de Afdeling inkoop die voor hem wilde aanschaffen. Ik wilde natuurlijk eerst weten waarvoor de trekker nodig was en hoorde toen het volgende verhaal. Het mobiele consultatiebureau werd elke morgen 20 kilometer versleept van plaats A naar plaats B en het werd elke avond om 17.00 uur weer teruggesleept. De rest van de dag stond de trekker van € 80.000 stil. Je kon er niets anders mee doen, want er zat geen laadbak op. De vorige trekker had in tien jaar tijd nog geen 200.000 kilometer gereden en was helemaal op, terwijl trekkers die veel snelwegkilometers reden gemakkelijk een miljoen kilometers meegingen. De trekker was dus oneigenlijk gebruikt. Een trekker die 200.000 kilometer heeft gelopen, is normaal nog zo'n € 30.000 waard. De oude trekker was geen € 8000 meer waard. Niemand had nog bedacht dat het misschien slimmer was om een transportbedrijf in te huren dat het consultatiebureau 's ochtends op de juiste plek zette en 's avonds weer ophaalde. In de tussenliggende tijd kon hun trekker voor andere dingen gebruikt worden. Een dure investering kan hierbij dus worden omgezet in de inkoop van een dienst.

18.1 • Valkuil: een kwestie van specificeren

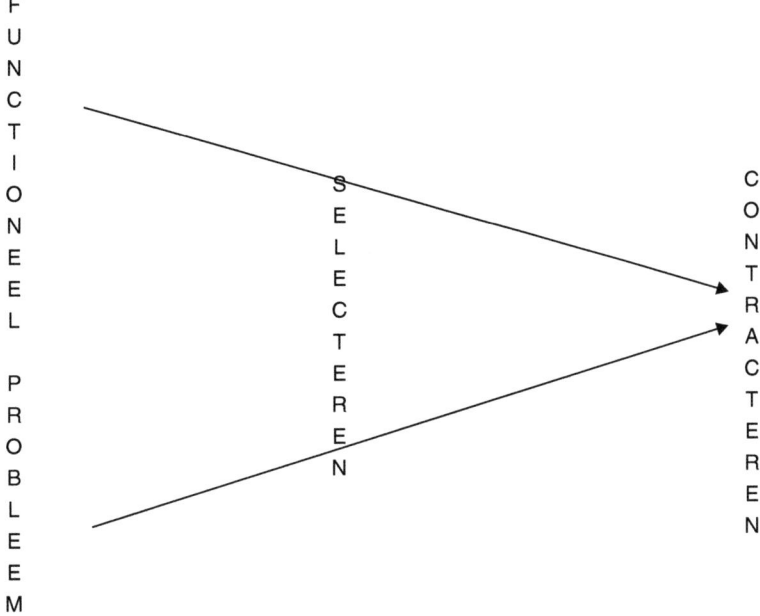

Figuur 18.1 Van functioneel probleem naar contract: de trechter

Dit voorbeeld illustreert het gevaar als bij het specificeren te veel wordt vastgehouden aan één oplossing: het hoofd transport dacht meteen dat er een nieuwe trekker nodig was, zonder aan alternatieven te denken. De aanbeveling is: overleg bij dergelijke beslissingen zo veel mogelijk met een multifunctioneel team. Ga brainstormen en laat alle mogelijkheden de revue passeren.

Leveranciersmanagement

19.1 Het doel van leveranciersmanagement – 112
19.1.1 Bewaking – 112
19.1.2 Communicatie – 113

> Is contractmanagement hetzelfde als leveranciersmanagement? Om kort te gaan: nee, maar er zijn wel overeenkomsten. Het belangrijkste verschil tussen contractmanagement en leveranciersmanagement is dat contractmanagement het contract beheert en leveranciersmanagement de relatie met de leverancier.
>
> Het belangrijkste doel van inkoop is zekerheidsstelling. Bij inkoop denkt men vaak in de eerste plaats aan kostenbesparing. Natuurlijk is dat een belangrijk aspect, maar nog belangrijker is dat de bedrijfsprocessen van het bedrijf waar de contractmanager of inkoper werkt ongestoord kunnen doorgaan. Alle materialen dienen op het juiste moment, op de juiste plaats, in de juiste kwaliteit en de juiste hoeveelheid te worden geleverd; alle uitbestede diensten moeten op het juiste moment op de juiste plaats en in de juiste kwaliteit worden uitgevoerd. Dit heeft uiteraard te maken met het bewaken van het contract. Maar aan elk contract hangt een leverancier en ook die leverancier moet gemanaged worden.

19.1 Het doel van leveranciersmanagement

Als men een abc-analyse maakt van alle inkopen over een bepaalde periode, dan zal hieruit blijken dat 20% van de leveranciers verantwoordelijk is voor 80% van de omzet. Deze leveranciers zijn belangrijk voor de voortgang van de bedrijfsprocessen van de inkopende organisatie. Meten is weten. Het is dus belangrijk deze leveranciers goed in kaart te brengen (zie kader hierna).

Leveranciers in kaart brengen

- Wat weten we van ze?
- Hoe groot zijn ze?
- Hoe zijn ze georganiseerd?
- Welke certificeringen hebben ze?
- Wat is hun omzet?
- Hoe gezond is hun balans?
- In welk marktsegment bewegen ze zich?

De bevindingen moeten vervolgens ook worden beoordeeld. Voor diensten is dit extra belangrijk. Wij praten hier immers over een langdurige relatie met de leverancier.

Naast de genoemde factoren zijn ook nog van belang: bewaking en communicatie.

19.1.1 Bewaking

Bewaking is belangrijk. Niemand wil voor verrassingen komen te staan. Doet de leverancier wat van hem verwacht wordt? Dit dient in feite constant te worden bewaakt en gemeten. Hierbij moet niet alleen gekeken worden naar de prestatie bij de bewaking van het contract. Nee, ook de leverancier zelf moet worden getoetst. Hoe is hij georganiseerd, hoe ziet zijn bedrijfsproces er uit? Ga naar de leverancier toe. Kijk ter plaatse hoe hij werkt en hoe hij zijn werkprocessen organiseert. Bij grote bedrijven als DAF en Philips is het heel normaal als zij de bedrijfsprocessen van de leveranciers toetsen. Keuring voor de klant vindt vaak in de fabriek van de toeleverancier plaats. Dit omdat voorkomen beter is dan genezen. Er kan veel eerder ingegrepen worden en dat is voor beide partijen een voordeel.

19.1.2 Communicatie

Verder is een goede communicatie uiterst belangrijk. Spreek een communicatieschema af. Maak verslagen van overleg met de leverancier. Leg afspraken duidelijk vast.

Kortom: contractmanagement en leveranciersmanagement zijn beide instrumenten om het leveringsproces van producten en diensten beter te kunnen monitoren, tijdig te kunnen bijsturen en het rendement van zowel contract als leverancier te optimaliseren.

Conclusie: contractmanagement als strategisch instrument

20.1 Ontwikkeling van de functie van contractmanager – 116

▶ Bij veel instellingen blijkt 25-30% van het bij derden uitgegeven kapitaal onder contracten te vallen. In die zin kan het gebruik van contractmanagement als strategisch instrument van de bedrijfsvoering gezien worden. Bedrijven en instellingen kunnen aanzienlijke besparingen koppelen aan zekerstelling van dienstverlening door het juiste soort contracten met de juiste instellingen te sluiten en deze contracten voortdurend te *benchmarken*. Binnen het kader van de bedrijfsstrategie moeten strategische keuzes met behulp van de door het contractmanagement aangedragen instrumenten worden gemaakt. Het betreft hier keuzes als *make or buy*, specialist of totaalleverancier, merkgebonden of merkonafhankelijk onderhoud, eenvoudig onderhoud, *all in* of samenwerking, kortlopende of langlopende contracten, en wel of geen samenwerking met andere instellingen. Deze keuzes kunnen een directe invloed op het bedrijfsresultaat hebben. Voor zaken die nog niet uitbesteed zijn, moet bekeken worden of men wil uitbesteden of juist de zaken in eigen hand wil houden. Bij investeringen dient men na te gaan of er exploitatiekosten zullen worden gemaakt die in contracten moeten worden vastgelegd. Het gaat immers om de *total cost of ownership*. Juist bij grote investeringen dient een organisatie vooruit te denken en de exploitatiekosten mee te nemen.

Hierbij kan de contractmanager een cruciale rol spelen. Meten is weten. Daarom is het van groot belang om te weten welk kapitaal er uitstaat in de diverse contracten, aan welke kostenplaatsen deze toegerekend behoren te worden, en wat de looptijden en opzegtermijnen zijn van alle verplichtingen. Pas als de organisatie de beschikking heeft over een totaaloverzicht van de externe verplichtingen, kunnen er strategische keuzes worden gemaakt. Door middel van abc-analyses en de portfolio van Kraljic zullen de contracten moeten worden doorgelicht en waar nodig aangepast. Net als bij de inkoop van materialen moet de contractmanager een inkoopactieplan ontwikkelen. Op basis van de geïnventariseerde gegevens moeten er doelstellingen worden geformuleerd die aansluiten bij de bedrijfsstrategie. Zowel intern als extern moet duidelijk worden gemaakt waar het bedrijf met het contractmanagement naartoe wil. Contractmanagement is een instrument om vooral de exploitatiekosten van een organisatie te beheersen. Er staat vaak voor een aanzienlijk kapitaal uit via contracten. De contractmanager dient hier als een goede hoeder mee om te gaan.

20.1 Ontwikkeling van de functie van contractmanager

De functie van contractmanager is in opkomst. Steeds vaker worden op vacaturesites contractmanagers gevraagd. Als men vervolgens de functieomschrijving leest, blijkt dat deze functie zeer divers wordt ingevuld. Het niveau loopt uiteen van mbo+ tot universitair. Hieruit blijkt onder meer dat bedrijven en instellingen verschillend denken over contractmanagement. Dat is niet zo vreemd omdat dat met de inkoopfunctie vaak ook het geval is.

De basis van de contractmanagementfunctie was en is het registreren en beheren van contracten, maar de functie wordt steeds verder uitgebreid. Steeds vaker wordt het contract gezien als de basis van de inkoop. Hierbij treedt de contractmanager op als opdrachtgever voor de inkoper. Op basis van het contractenbestand bepaalt hij, in overleg met de organisatie, welke acties nodig zijn. Dat kan inbesteden of uitbesteden zijn, verlengen of opzeggen van contracten, het starten van een aanbesteding, het aanscherpen of juist uitkleden van een contract en – *last but not least* – het openbreken van bestaande contracten.

Daarnaast wordt contractmanagement ook vaak in een meer juridische sfeer gezien. De contractmanager beschermt de inkoper door de aanbestedingsstukken te toetsen en de contracten juridisch te beoordelen. De contractmanager treedt in zulke gevallen op naast de inkoop, waarbij zijn specifieke kennis een aanvulling vormt op het inkoopbeleid.

Een aanzienlijk deel van het aan crediteuren uitstaande bedrag wordt door contracten gedekt, waarbij bovendien de relatie tussen crediteur en klant een langdurige is. Dit maakt dat bedrijven en instellingen zich er steeds meer van bewust zijn dat beslissingen over contracten strategische beslissingen zijn. Daarom is de functie van contractmanager in ontwikkeling. Deze ontwikkeling zal voorlopig nog wel even doorgaan.

Bijlagen

Bijlage 1 Algemene inkoopvoorwaarden van de gemeente X – 121

Bijlage 2 Voorbeeld van een standaard-serviceovereenkomst – 135

Literatuur – 149

Register – 151

Bijlage 1 Algemene inkoopvoorwaarden van de gemeente X

1 Begrippen

In deze inkoopvoorwaarden worden de hierna gebruikte begrippen met een beginhoofdletter als volgt gedefinieerd:

Aanbod	een voorstel tot het sluiten van een Overeenkomst gericht tot de Opdrachtgever
Acceptatie	een door Opdrachtgever aan Opdrachtnemer schriftelijk gedane mededeling dat het werk of dienst naar het oordeel van Opdrachtgever naar behoren is opgeleverd
Inkoopvoorwaarden	de Inkoopvoorwaarden van de Gemeente X
Opdrachtgever	de Opdrachtgever is de Gemeente X, gebruiker van deze Inkoopvoorwaarden
Opdrachtnemer	de Opdrachtnemer is de wederpartij van de Opdrachtgever
Zaken	onder Zaken worden stoffelijke objecten verstaan
Diensten	Diensten zijn werkzaamheden die door Opdrachtnemer worden verricht in opdracht van Opdrachtgever
Overeenkomst	met de Overeenkomst wordt bedoeld de vastgelegde afspraken (in contract of door middel van een order of opdracht) tussen Opdrachtgever en Opdrachtnemer betreffende de levering van Zaken of Diensten of het verrichten van Werken
Levering van Zaken	het een of meer Zaken in bezit stellen van respectievelijk in macht brengen van Opdrachtgever inclusief voor ingebruikname noodzakelijke installatie of montage van Zaken
Partijen	hiermee worden de Opdrachtgever en Opdrachtnemer samen bedoeld
Prestaties	het verrichten van Diensten en het uitvoeren van Werken in het kader van de Overeenkomst
Offerteaanvraag	het verzoek van Opdrachtgever aan Opdrachtnemer tot het doen van een Aanbod
Werken	het product van bouwkundige Werken dan wel civieltechnische Werken in hun geheel dat ertoe bestemd is als zodanig een economische of technische functie te vervullen

2 Toepasselijkheid

1. Deze Inkoopvoorwaarden zijn van toepassing op alle Offerteaanvragen, aanbiedingen en Overeenkomsten met betrekking tot levering van Zaken, verrichten van Diensten en het aannemen van Werken, door Opdrachtnemer aan Opdrachtgever, waarbij de algemene voorwaarden van Opdrachtnemer uitdrukkelijk van de hand worden gewezen.
2. In geval van strijdigheid prevaleren bijzondere gemaakte afspraken boven deze Inkoopvoorwaarden.
3. Afwijking van deze Inkoopvoorwaarden kan alleen schriftelijk worden overeengekomen.
4. Algemene voorwaarden, onder welke benaming ook, van de Opdrachtnemer, zijn niet van toepassing.

Bijlage 1 Algemene inkoopvoorwaarden van de gemeente X

5. Als in deze inkoopvoorwaarden wordt gesproken over 'schriftelijk' bevestigen, verwerpen of anderszins reageren, valt daar het gebruik van e-mail en andere communicatiemiddelen slechts onder indien dit uitdrukkelijk door Opdrachtgever is toegestaan.

3 Aanbod
1. Een offerteaanvraag van Opdrachtgever schept geen enkele verplichting van Opdrachtgever. Opdrachtnemer kan hier dan ook geen enkel recht aan ontlenen.
2. Het Aanbod van Opdrachtnemer dient schriftelijk te zijn.
3. Het Aanbod van Opdrachtnemer moet gedurende zestig dagen gelden. Deze termijn vangt aan vanaf de in de Offerteaanvraag vermelde datum waarop uiterlijk het Aanbod van Opdrachtnemer moet zijn ontvangen. Indien in de Offerteaanvraag geen sluitingsdatum is vermeld, vangt deze termijn aan vanaf de dag waarop het Aanbod de Opdrachtgever heeft bereikt.
4. Het Aanbod dient onherroepelijk zijn, tenzij in de Offerteaanvraag anders is vermeld.
5. De kosten die voortvloeien uit het opstellen en het uitbrengen van een op verzoek van Opdrachtgever uitgebracht Aanbod komen voor rekening van Opdrachtnemer.
6. Zonder toestemming van de Opdrachtgever mag de Opdrachtnemer de Offerteaanvraag, anders dan ter verkrijging van informatie met betrekking tot het Aanbod, niet aan derden bekend maken.
7. De Overeenkomst komt tot stand doordat de Opdrachtgever een schriftelijk Aanbod van de Opdrachtnemer door middel van een schriftelijke order of opdracht, voorzien van een opdrachtnummer, aanvaardt of doordat Partijen de gemaakte afspraken in een schriftelijke, door Partijen getekende, Overeenkomst vastleggen.
8. Wordt echter de order of opdracht verstrekt na afloop van de in artikel 3, lid 2, bedoelde termijn verzonden of wijkt de order of opdracht op méér dan ondergeschikte punten van het Aanbod af, dan komt de Overeenkomst overeenkomstig de order of opdracht tot stand, tenzij de Opdrachtnemer de order of opdracht binnen veertien dagen na haar dagtekening schriftelijk verwerpt.
9. Wijzigingen of aanvullingen op de Overeenkomst kunnen alleen schriftelijk plaatsvinden.

4 Overdracht van verplichtingen
1. De Opdrachtnemer kan een verplichting uit hoofde van een Overeenkomst of zijn rechtsverhouding tot de Opdrachtgever alleen aan een derde overdragen, nadat hiertoe schriftelijke toestemming is verkregen van de Opdrachtgever. Aan deze toestemming kunnen voorwaarden worden verbonden.

5 Prijs en prijsherziening
1. De prijzen zijn vast, tenzij de Overeenkomst de omstandigheden vermeldt die tot prijsaanpassing kunnen leiden, alsmede de wijze bepaalt waarop de aanpassing plaatsvindt.

2. De prijzen zijn gebaseerd op de leveringsconditie *delivered duty paid* (DDP) op de overeengekomen plaats van Levering.

6 Facturering en betaling
1. Bij levering van Zaken en het verrichten van Diensten wordt gefactureerd nadat de levering heeft plaatsgevonden c.q. nadat de Dienst is verricht. Tenzij anders is overeengekomen.
2. Facturen dienen te worden gezonden aan het door Opdrachtgever kenbaar gemaakte factuuradres. De factuur dient voorzien te zijn van het overeenkomstige order of contractnummer.
3. De betaling van de factuur geschiedt binnen 30 dagen na ontvangst van de factuur, onder voorbehoud van goedkeuring van de geleverde Zaken, Werken of Diensten en mits is voldaan aan het gestelde onder lid 2 van dit artikel.
4. De Opdrachtnemer is gehouden zijn eindafrekening binnen 4 weken na zijn laatste (af)levering bij de Opdrachtgever in te dienen. De Opdrachtnemer is verplicht binnen uiterlijk 4 weken na zijn laatste aflevering zijn vorderingen op de Opdrachtgever in te dienen, indien en voor zover de leveringen meebrengen dat de hoeveelheden in zijn eindafrekening afwijken van de overeengekomen hoeveelheden. Indien de Opdrachtgever deze herziene eindafrekening niet binnen voornoemde termijn heeft ontvangen, heeft de Opdrachtnemer geen recht meer op betaling van vorderingen boven de overeengekomen hoeveelheden.

7 Tijdstip, plaats van levering en verpakking
1. Levering vindt plaats volgens de geldende Incoterm DDP (*Delivered Duty Paid*).
2. Opdrachtnemer dient een dreigende levertijdoverschrijding onverwijld schriftelijk te melden aan Opdrachtgever. Dit laat onverlet de eventuele gevolgen van deze overschrijding ingevolge de Overeenkomst of wettelijke bepalingen.
3. Indien uiterlijk op de overeengekomen datum en plaats de Zaken en Diensten niet geleverd blijken te zijn, is de Opdrachtnemer zonder nadere aankondiging in verzuim.
4. Bij de te leveren Zaken dient een paklijst gevoegd te zijn. Op de paklijst dient/dienen het/de aantal(len) en de omschrijving vermeld te zijn.
5. Indien de Opdrachtgever de Opdrachtnemer verzoekt tot uitstel van levering zal de Opdrachtnemer de Zaken deugdelijk verpakt en herkenbaar bestemd voor de Opdrachtgever, opslaan, beveiligen en verzekeren.
6. Tenzij schriftelijk anders overeengekomen zal Opdrachtnemer voor zijn rekening de (transport) verpakkingsmaterialen retourneren na voor 'in goede staat ontvangen' te hebben getekend een en ander onder verrekening van eventuele emballage.

8 Keuring, controle en nakoming
1. De Opdrachtgever is te allen tijde gerechtigd om door de Opdrachtnemer te leveren Zaken tijdens productie, bewerking en opslag als na levering te (doen) keuren, inspecteren, controleren en/of te testen.

Bijlage 1 Algemene inkoopvoorwaarden van de gemeente X

2. De kosten van de in lid 1 genoemde handelingen komen te allen tijde voor rekening van de Opdrachtnemer ingeval de bestelde of geleverde Zaken en/of Prestaties door Opdrachtgever worden afgekeurd of niet voldoen aan de in de specificatie of Overeenkomst omschreven eisen.
3. Indien de bestelde en/of geleverde Prestaties en Zaken niet voldoen aan de in de Overeenkomst omschreven eisen of niet is voldaan aan artikel 12 van deze Inkoopvoorwaarden, is Opdrachtnemer zonder nadere ingebrekestelling in verzuim. Opdrachtgever kan dan naar haar keuze onverminderd haar overige rechten:
   - binnen een door Opdrachtgever te stellen termijn verbetering of herlevering verlangen door Opdrachtnemer, zonder dat Opdrachtnemer enige aanspraak op vergoeding heeft;
   - levering, herstelling of vervanging door een derde laten plaatsvinden op kosten van Opdrachtnemer;
   - Overeenkomst geheel of gedeeltelijk ontbinden zonder nadere ingebrekestelling of rechterlijke tussenkomst.
4. Indien de Opdrachtnemer niet binnen een door Opdrachtgever te stellen termijn de geleverde Prestaties en/of afgekeurde geleverde Zaken terughaalt, heeft Opdrachtgever het recht de betreffende Zaken aan Opdrachtnemer voor diens rekening te retourneren, dan wel de geleverde Prestaties voor rekening van Opdrachtnemer ongedaan te maken.
5. De bovenstaande leden van dit artikel laten de wettelijke bevoegdheden van de Opdrachtgever uit hoofde van een tekortkoming in de nakoming van een verplichting door de Opdrachtnemer onverlet. Tot deze wettelijke bevoegdheden wordt in ieder geval gerekend de bevoegdheid van de Opdrachtgever nakoming van de verbintenis jegens de Opdrachtnemer op te schorten tot het moment, waarop de Opdrachtnemer aan zijn verplichtingen jegens de Opdrachtgever heeft voldaan.

9 Aanvaarding en weigering
1. De levering wordt eerst geacht door de Opdrachtgever te zijn aanvaard wanneer de levering is goedgekeurd. Tot een maand na datum van levering heeft de Opdrachtgever de bevoegdheid het geleverde af te keuren, zodat andere termijnen waarbinnen moet worden gereclameerd tegenover de Opdrachtgever niet gelden.
2. Goedkeuring en aanvaarding gelden uitsluitend voor de hoeveelheid en de uiterlijke staat van de geleverde Zaken. Indien Zaken gepakt en gebundeld worden afgeleverd, hebben goedkeuring en aanvaarding slechts betrekking op de hoeveelheid en de uiterlijke staat.
3. In geval van afkeuring zal de Opdrachtgever de Opdrachtnemer hiervan onmiddellijk in kennis stellen. De Opdrachtnemer zal afgekeurde Zaken op eerste verzoek afvoeren bij gebreke waarvan de Opdrachtgever gerechtigd is deze op kosten van en voor risico van de Opdrachtnemer te retourneren.
4. Onverminderd het recht van de Opdrachtgever om te zijner keuze de Overeenkomst (gedeeltelijk) te ontbinden en eventuele schadevergoeding te vorderen, heeft de Opdrachtgever na afkeuring het recht binnen een door hem te stellen termijn levering te verlangen van nieuwe Zaken zonder tot enige extra vergoeding gehouden te zijn.
5. De Opdrachtgever is gerechtigd de betaling van afgekeurde Zaken op te schorten.

10 Risico en eigendomsovergang
1. De eigendom en het risico van de Zaken gaat over op Opdrachtgever nadat deze zijn geleverd.
2. Het risico van afgekeurde Zaken blijft bij Opdrachtnemer.

11 Overmacht
De Opdrachtnemer dient ten genoegen van de Opdrachtgever aan te tonen dat zijn tekortkoming in de nakoming van zijn verplichtingen niet aan hem is toe te rekenen. Bedrijfsblokkades, stakingen, prik- of stiptheidsacties, personeelstekorten of vertraagde leveringen aan de Opdrachtnemer leveren voor de Opdrachtnemer geen overmacht op.

12 Garantie
1. Opdrachtnemer garandeert dat de geleverde Zaken beantwoorden aan de Overeenkomst en dat de Zaken beschikken over de eigenschappen die zijn toegezegd, vrij zijn van gebreken en geschikt zijn voor het doel waarvoor zij zijn bestemd.
2. Opdrachtnemer garandeert dat het geleverde op zichzelf alsook gelet op toepassing van het geleverde in het specifieke Werk voldoet aan de wettelijke eisen en overheidsvoorschriften alsmede aan de hoogste eisen van de binnen de branche gehanteerde veiligheids- en kwaliteitsnormen en milieunormen, alle zoals deze gelden ten tijde van de (op)levering.
3. Opdrachtnemer garandeert, dat de Zaken geheel compleet en voor gebruik gereed zijn. Hij zorgt ervoor dat onder meer alle onderdelen, hulpmaterialen, gereedschappen, reservedelen, gebruiksaanwijzingen en instructieboeken, die noodzakelijk zijn voor het realiseren van het uit de Overeenkomst te bepalen doel, worden meegeleverd, ook indien zij niet met name zijn genoemd.
4. Indien Opdrachtgever constateert dat het geleverde niet (geheel of gedeeltelijk) voldoet aan hetgeen Opdrachtnemer conform de leden 1 t/m 3 van dit artikel heeft gegarandeerd, is Opdrachtnemer in verzuim, tenzij laatstgenoemde kan aantonen dat de tekortkoming hem niet kan worden toegerekend.

13 Boete
Indien de Opdrachtnemer niet binnen de overeengekomen termijn op de overeengekomen plaats, de Zaken en/of Prestaties heeft afgeleverd, die aan de Overeenkomst beantwoorden, dan is hij jegens de Opdrachtgever in gebreke. Als Opdrachtnemer na sommatie en binnen een redelijke termijn niet in staat is aan zijn verplichtingen te voldoen heeft Opdrachtgever het recht Opdrachtnemer voor de financiële consequenties aansprakelijk te stellen.

14 Intellectuele en industriële eigendomsrechten
1. De afgeleverde Zaken en Diensten moeten vrij zijn van alle bijzondere lasten en beperkingen die voortvloeien uit octrooien, modelrechten, auteursrechten of andere rechten van derden met uitzondering van lasten en beperkingen die de Opdrachtgever schriftelijk heeft aanvaard. De Opdrachtnemer zal de Opdrachtgever vrijwaren

Bijlage 1 Algemene inkoopvoorwaarden van de gemeente X

tegen de financiële gevolgen van aanspraken van derden ter zake en Opdrachtnemer zal de Opdrachtgever alle schade vergoeden die het gevolg is van enige inbreuk.
2. Artikel 14, lid 1, is niet van toepassing ten aanzien van lasten en beperkingen die besloten liggen in een door de Opdrachtgever verstrekt ontwerp, dat de Opdrachtnemer in acht moet nemen. De Opdrachtgever zal alsdan de Opdrachtnemer vrijwaren voor aanspraken van derden ter zake. Opdrachtnemer is gerechtigd om de informatie welke verstrekt is door de Opdrachtgever te gebruiken, echter uitsluitend in verband met de Overeenkomst.
3. Alle door Opdrachtgever meegeleverde tekeningen, modellen en documentatie blijft eigendom van de Opdrachtgever.

15 Levering Documentatie, certificaten e.d.
1. Indien in de Overeenkomst certificaten, attesten, garantiebewijzen en/of instructieboeken en dergelijke worden verlangd, draagt de Opdrachtnemer zorg dat deze uiterlijk binnen 2 weken na levering van de Zaken/oplevering van Werken in het bezit van de Opdrachtgever zijn, tenzij in de Overeenkomst een eerder tijdstip is genoemd. Bij gebreke hiervan kan de Opdrachtgever de betaling opschorten totdat deze wel in het bezit zijn van Opdrachtgever.
2. Keuringen nodig voor het Bouwstoffenbesluit dienen gelijktijdig met de levering van Zaken te worden afgegeven, tenzij in de Overeenkomst een eerder tijdstip is genoemd.
3. Opdrachtgever is vrij in het gebruik van deze documentatie, waaronder begrepen het vermenigvuldigen daarvan voor eigen gebruik.
4. Alle documentatie en instructies dienen in de Nederlandse taal te zijn gesteld.

16 Aansprakelijkheid
1. Opdrachtnemer is aansprakelijk voor alle schade die kan ontstaan in verband met de uitvoering van de verplichtingen die voortvloeien uit de Overeenkomst.
2. Opdrachtnemer vrijwaart Opdrachtgever tegen alle financiële gevolgen van aanspraken van derden in enig verband staande met de uitvoering van zijn verplichtingen die voortvloeien uit de Overeenkomst.
3. Opdrachtgever heeft het recht van Opdrachtnemer te verlangen een verzekering af te sluiten ter dekking van de risico's. Opdrachtnemer heeft op eerste verzoek van Opdrachtgever de plicht inzage in de daartoe strekkende polis te geven.

17 Ontbinding
1. De Opdrachtgever kan de Overeenkomst eenzijdig zonder ingebrekestelling en zonder rechterlijke tussenkomst door een schriftelijke verklaring geheel of gedeeltelijk ontbinden, indien:
   a. De nakoming door de Opdrachtnemer van een opeisbare verplichting uit hoofde van de Overeenkomst blijvend of tijdelijk onmogelijk is;
   b. De Opdrachtnemer in staat van faillissement wordt verklaard *of* een verzoek *of* aanvraag daartoe wordt ingediend *of* aan hem, al dan niet voorlopig, surseance van betaling is verleend;

c. Door *of* namens de Opdrachtnemer *of* een van zijn ondergeschikten aan een personeelslid aangesteld bij de Opdrachtgever, enig voordeel, in welke vorm dan ook is toegezegd, aangeboden *of* verschaft;
   d. De Opdrachtnemer in verzuim is zijn verplichtingen voortvloeiende uit de Overeenkomst na te komen.
2. Ingeval van een ontbinding als bedoeld in lid 1 van dit artikel komt aan de rechtsverhouding tussen de Opdrachtnemer en de Opdrachtgever een einde. Opdrachtnemer heeft het recht door middel van een schriftelijke kennisgeving aan de Opdrachtnemer en/of betalingsverplichtingen op te schorten en/of uitvoering van de overeenkomst geheel of gedeeltelijk aan derden over te dragen. Zonder dat de Opdrachtgever tot enige schadevergoeding gehouden is, onverminderd eventuele aan de Opdrachtgever verder toekomende rechten, daaronder begrepen het recht van de Opdrachtgever op volledige schadevergoeding.
3. Alle vorderingen die de Opdrachtgever in de in het eerste lid genoemde gevallen op de Opdrachtnemer mocht hebben of verkrijgen, zullen terstond en ten volle opeisbaar zijn.
4. Indien de Opdrachtnemer zich beroept op een niet toerekenbare tekortkoming, heeft de Opdrachtgever het recht de overeenkomst te beëindigen overeenkomstig de bepalingen van dit artikel.
5. Ontbinding geschiedt door middel van een aangetekende brief *of* deurwaardersexploot aan Opdrachtnemer.

18 Geschillen
1. Een geschil wordt geacht aanwezig te zijn, zodra één van de Partijen zulks schriftelijk verklaart.
2. Geschillen tussen Partijen, daaronder begrepen die welke slechts door één der Partijen als zodanig wordt beschouwd, zullen zoveel mogelijk door middel van goed overleg tot een oplossing worden gebracht.
3. Indien Partijen niet tot een oplossing komen na goed overleg zoals bedoeld in lid 2 van dit artikel zullen de geschillen worden berecht door de bevoegde rechter in het arrondissement Rotterdam.

19 Toepasselijk recht
1. Op de Overeenkomst, waarvan deze Inkoopvoorwaarden deel uitmaken, is uitsluitend Nederlands recht van toepassing. Buitenlandse wetgeving en verdragen zoals het Weens Koopverdrag worden uitgesloten.

20 Citeertitel
1. Deze Inkoopvoorwaarden kunnen als volgt worden aangehaald: 'Algemene inkoopvoorwaarden van de gemeente X.

Bijlage 1 Algemene inkoopvoorwaarden van de gemeente X

Aanvullende voorwaarden met betrekking tot Diensten

Artikel 1. Toepasselijkheid van standaardvoorwaarden en -regelingen
Markt- en branchespecifieke standaardvoorwaarden en -regelingen zoals bijvoorbeeld de UAV-1989 en/of de RVOI 2001 vinden slechts toepassing wanneer daarnaar verwezen wordt in de overeenkomst.

Artikel 2. Opdracht
Diensten worden verricht op basis van (een overeenkomst van) 'opdracht' in de zin van Afdeling 1, Titel 7, Boek 7 BW.

Artikel 3. Relevante informatie
1. De Opdrachtnemer geeft tijdig schriftelijk aan welke relevante informatie en/of gegevens hij van de Opdrachtgever verlangt met betrekking tot de uitvoering van de overeenkomst.
2. In geval de Opdrachtnemer – om wat voor reden dan ook – het bepaalde in lid 1 van dit artikel niet naleeft, komt hem in geen enkel geval een beroep en/of verweer gegrond op informatieplicht schending door de Opdrachtgever toe.

Artikel 4. Leiding en toezicht
1. De in het kader van de (uitvoering van de) diensten in te schakelen (natuurlijke en rechts)personen staan onder leiding en toezicht van de Opdrachtnemer. De Opdrachtgever draagt ter zake op geen enkele wijze verantwoordelijkheid noch aansprakelijkheid.
2. De Opdrachtnemer vrijwaart de Opdrachtgever voor eventuele jegens de Opdrachtgever ingestelde 'werknemersaanspraken' in de meest ruime zin van – in het kader van de (uitvoering van de) diensten in te schakelen – natuurlijke personen.

Artikel 5. Ketenaansprakelijkheid
1. De Opdrachtnemer vrijwaart de Opdrachtgever in het voorkomende geval voor aanspraken van het UWV (Uitvoeringsinstantie Sociale Verzekeringen) of de Ontvanger der Rijksbelastingen in verband met de betaling door de Opdrachtnemer of diens onderaannemers van loonbelasting, premies volksverzekeringen en premies sociale verzekeringen die verschuldigd worden in verband met de diensten. De Opdrachtgever is te allen tijde bevoegd voornoemde loonbelasting en premies van de aanneemsom in te houden en rechtstreeks aan het UWV (Uitvoeringsinstantie Sociale Verzekeringen) en/of de Ontvanger der Rijksbelastingen te voldoen.
2. De Opdrachtnemer zal in het voorkomende geval het daarmee verband houdende gedeelte van facturen van zijn onderaannemers uitsluitend storten op geblokkeerde (G-)rekeningen van zijn onderaannemers, dan wel – indien zulks tussen hen is overeengekomen – direct aan de betreffende Uitvoeringsinstantie Sociale Verzekeringen dan wel de Ontvanger en de Opdrachtnemer zal er op toezien dat de onderaannemers hun onderaannemers op een zelfde wijze zullen betalen.

3. De Opdrachtgever heeft in het voorkomende geval te allen tijde het recht de door de Opdrachtnemer ter zake van de met betrekking tot de diensten verrichte werkzaamheden verschuldigde loonbelasting, premies volksverzekeringen en premies sociale verzekeringen waarvoor de Opdrachtgever als eigenbouwer ingevolge de Wet Ketenaansprakelijkheid hoofdelijk aansprakelijk is, aan de Opdrachtnemer te betalen door storting op diens geblokkeerde (G-)rekening.

Artikel 6. Kwaliteit van de diensten en niet-nakoming
1. De door de Opdrachtnemer te verrichten diensten moeten aan de overeenkomst beantwoorden. Zulks wordt gegarandeerd door de Opdrachtnemer.
2. Voor zover geen nadere omschrijving van de aan de diensten te stellen eisen is gegeven, dienen zij in ieder geval steeds van goede kwaliteit te zijn en tenminste aan de gebruikelijke eisen van kwaliteit, deugdelijkheid, doelmatigheid en professionaliteit te voldoen. De Opdrachtgever krijgt te allen tijde diensten geleverd welke van een professionele Opdrachtnemer verwacht mogen worden.

Artikel 7. 'State of the art'
1. De Opdrachtnemer garandeert dat hij en zijn personeel gedurende de gehele duur van de overeenkomst beschikken over voldoende expertise en professionaliteit als nodig is om op een hoogwaardige manier uitvoering te (kunnen) geven aan de overeenkomst.
2. De Opdrachtnemer garandeert dat hij en zijn personeel gedurende de duur van de overeenkomst over voldoende actuele kennis van vaktechniek(en) bezitten teneinde op een hoogwaardige manier uitvoering te (kunnen) geven aan de overeenkomst.

Artikel 8. (Overige) Garanties
1. De Opdrachtnemer garandeert dat de diensten worden uitgevoerd met inachtneming van alle relevante wettelijke bepalingen c.q. vereisten betreffende onder andere kwaliteit, veiligheid, milieu en gezondheid.
2. De Opdrachtnemer garandeert dat hij en zijn personeelsleden te allen tijde alle door de centrale overheid en de Opdrachtgever vastgestelde relevante wet- en regelgeving – bijvoorbeeld betreffende kwaliteit, veiligheid, milieu en gezondheid – zullen naleven bij de uitvoering van de overeenkomst.
3. De Opdrachtnemer garandeert dat hij en zijn personeelsleden de door de Opdrachtgever vastgestelde bedrijfsvoorschriften en -reglementen strikt zullen naleven.

Bijlage 1 Algemene inkoopvoorwaarden van de gemeente X

Aanvullende voorwaarden voor Werken

Artikel 1. UAV-1989
De Uniforme Administratieve Voorwaarden voor de uitvoering van bouwwerken (UAV-1989) of daarmee vergelijkbare voorwaarden vinden slechts (gedeeltelijk) toepassing wanneer daarnaar verwezen wordt in de overeenkomst.

Artikel 2. Onderopdrachtnemers
1. Door de Opdrachtnemer in te schakelen onderopdrachtnemers behoeven de voorafgaande schriftelijke goedkeuring van de Opdrachtgever.
2. De Opdrachtgever is te allen tijde bevoegd om zijn goedkeuring met betrekking tot onderopdrachtnemers in te trekken indien tijdens de door hen uit te voeren werkzaamheden aan de Opdrachtgever blijkt dat zij niet in staat zijn het werk of een deel van het werk volgens de overeenkomst uit te voeren.

Artikel 3. Relevante informatie
1. De Opdrachtnemer geeft tijdig schriftelijk aan welke relevante informatie en/of gegevens hij van de Opdrachtgever verlangt met betrekking tot de uitvoering van de overeenkomst.
2. In geval de Opdrachtnemer – om wat voor reden dan ook – het bepaalde in lid 1 van dit artikel niet naleeft, komt hem in geen enkel geval een beroep en/of verweer gegrond op informatieplicht schending door de Opdrachtgever toe.

Artikel 4. Leiding en toezicht
1. De in het kader van de (uitvoering van de) overeenkomst c.q. het werk in te schakelen (natuurlijke en rechts-) personen staan onder leiding en toezicht van de Opdrachtnemer. De Opdrachtgever draagt ter zake op geen enkele wijze verantwoordelijkheid noch aansprakelijkheid.
2. De Opdrachtnemer vrijwaart de Opdrachtgever voor eventuele jegens de Opdrachtgever ingestelde 'werknemersaanspraken' in de meest ruime zin van – in het kader van de (uitvoering van de) overeenkomst c.q. het werk in te schakelen – natuurlijke personen.

Artikel 5. Directievoering door derde(n)
De Opdrachtgever is te allen tijde bevoegd een of meerdere door hem in te schakelen derde(n) te benoemen als degene(n) die belast is/zijn met de directievoering over het werk.

Artikel 6. Waarschuwingsplicht Opdrachtnemer
1. Het werk is nader omschreven in een door of in opdracht van de Opdrachtgever vervaardigd(e) bestek, programma van eisen, of opdrachtomschrijving.
2. Op de Opdrachtnemer rust een waarschuwingsplicht voor alle hem – vanwege zijn deskundigheid – op te vallen tegenstrijdigheden, onjuistheden en fouten in het bestek/programma van eisen/opdrachtomschrijving als bedoeld in lid 1 van dit artikel.

Voorts rust op de Opdrachtnemer een waarschuwingsplicht voor alle tegenstrijdigheden, onjuistheden en fouten in door de Opdrachtgever aan de Opdrachtnemer verstrekte aanwijzingen en goedkeuringen die de Opdrachtnemer mede gelet op de door de Opdrachtgever van de Opdrachtnemer en zijn (eventuele) onderopdrachtnemers verlangde deskundigheid hadden dienen op te vallen.
3. Bij het negeren van de in lid 2 van dit artikel bedoelde waarschuwingsplicht(en) is de Opdrachtnemer zelf aansprakelijk voor de betreffende tegenstrijdigheden, onjuistheden en fouten.

Artikel 7. Ketenaansprakelijkheid
1. De Opdrachtnemer vrijwaart de Opdrachtgever voor aanspraken van het UWV (Uitvoeringsinstantie Sociale Verzekeringen) of de Ontvanger der Rijksbelastingen in verband met de betaling door de Opdrachtnemer of diens onderopdrachtnemers van loonbelasting, premies volksverzekeringen en premies sociale verzekeringen die verschuldigd worden in verband met het werk. De Opdrachtgever is te allen tijde bevoegd voornoemde loonbelasting en premies van de aanneemsom in te houden en rechtstreeks aan het UWV (Uitvoeringsinstantie Sociale Verzekeringen) en/of de Ontvanger der Rijksbelastingen te voldoen.
2. De Opdrachtnemer zal het daarmee verband houdende gedeelte van facturen van zijn onderopdrachtnemers uitsluitend storten op geblokkeerde (G-)rekeningen van zijn onderopdrachtnemers, dan wel – indien zulks tussen hen is overeengekomen – direct aan de betreffende Uitvoeringsinstantie Sociale Verzekeringen dan wel de Ontvanger en de Opdrachtnemer zal er op toezien dat de onderopdrachtnemers hun onderopdrachtnemers op een zelfde wijze zullen betalen.
3. De Opdrachtgever heeft te allen tijde het recht de door de Opdrachtnemer ter zake van het werk verrichte werkzaamheden verschuldigde loonbelasting, premies volksverzekeringen en premies sociale verzekeringen waarvoor de Opdrachtgever als eigenbouwer ingevolge de Wet Ketenaansprakelijkheid hoofdelijk aansprakelijk is, aan de Opdrachtnemer te betalen door storting op diens geblokkeerde (G-)rekening.

Artikel 8. Bankgarantie
Tot meerdere zekerheid voor de nakoming van de verplichtingen van de Opdrachtnemer uit de overeenkomst, kan de Opdrachtgever een bankgarantie van de Opdrachtnemer verlangen.

Artikel 9. Kabels en leidingen
1. De Opdrachtnemer dient zich voordat met de uitvoering van de overeenkomst een aanvang wordt gemaakt op de hoogte te stellen van alle relevante feiten en omstandigheden – derhalve ook de ligging van kabels en leidingen – op het terrein en/of in de gebouwen waar het werk zal worden uitgevoerd.
2. De Opdrachtnemer zal voor zijn rekening en risico en in overleg met zowel de bevoegde bestuursorganen als de beheerders en vergunninghouders van de kabels en leidingen, alle maatregelen treffen, inclusief het verleggen van kabels en leidingen en het verkrijgen van de vereiste publiekrechtelijke en privaatrechtelijke

Bijlage 1 Algemene inkoopvoorwaarden van de gemeente X

medewerking(en) en goedkeuring(en), die nodig zijn om het werk ongestoord te kunnen uitvoeren. De Opdrachtnemer zal tijdig zorg dragen voor de noodzakelijke meldingen bij het Kabel- en Leidingen informatie Centrum (KLIC) in de regio waar het werk wordt uitgevoerd.

Artikel 10. Kwaliteit van het werk en de materialen
1. Het door de Opdrachtnemer op te leveren werk moet aan de overeenkomst beantwoorden. Zulks wordt gegarandeerd door de Opdrachtnemer.
2. Voor zover geen nadere omschrijving van de aan de materialen te stellen eisen is gegeven, dienen zij in ieder geval steeds van goede kwaliteit te zijn en ten minste aan de gebruikelijke eisen van kwaliteit, veiligheid, deugdelijkheid, doelmatigheid en professionaliteit te voldoen. De Opdrachtgever krijgt te allen tijde materialen en werken geleverd welke van een professionele Opdrachtnemer verwacht mogen worden.
3. De Opdrachtnemer garandeert dat de materialen geheel compleet en voor gebruik gereed zijn. Eventuele door de Opdrachtgever benodigde onderdelen, hulpmaterialen, gereedschappen, reservedelen, gebruiksaanwijzingen en instructieboeken worden door de Opdrachtnemer mee- en afgeleverd.

Artikel 11. 'State of the art'
1. De Opdrachtnemer garandeert dat hij en zijn personeel gedurende de gehele duur van de overeenkomst beschikken over voldoende expertise en professionaliteit als nodig is om op een hoogwaardige manier uitvoering te (kunnen) geven aan de overeenkomst.
2. De Opdrachtnemer garandeert dat hij en zijn personeel gedurende de duur van de overeenkomst over voldoende actuele kennis van vaktechniek(en) bezitten teneinde op een hoogwaardige manier uitvoering te (kunnen) geven aan de overeenkomst.

Artikel 12. (Overige) Garanties
1. De Opdrachtnemer garandeert dat het werk wordt uitgevoerd met inachtneming van alle relevante wettelijke bepalingen c.q. vereisten betreffende onder andere arbeidsomstandigheden, kwaliteit, veiligheid, milieu en gezondheid.
2. De Opdrachtnemer garandeert en ziet daar uitdrukkelijk op toe dat hij en zijn personeel te allen tijde alle door de centrale overheid en de Opdrachtgever vastgestelde relevante wet- en regelgeving bijvoorbeeld betreffende arbeidsomstandigheden, kwaliteit, veiligheid, milieu en gezondheid zullen naleven bij de uitvoering van de overeenkomst.
3. De Opdrachtnemer garandeert dat hij en zijn personeel de door de Opdrachtgever vastgestelde bedrijfsvoorschriften en -reglementen strikt zullen naleven.

Artikel 13. Keuring en controle werk en materialen
De Opdrachtnemer zal de Opdrachtgever of door de Opdrachtgever ingeschakelde deskundigen op hun verzoek te allen tijde tijdig en deugdelijk in de gelegenheid stellen om het werk en de materialen te (doen laten) keuren en te (doen laten) controleren.

Artikel 14. Oplevering en acceptatie

1. De Opdrachtnemer zal het werk binnen de in de overeenkomst vastgelegde termijn en op de overeengekomen plaats uitvoeren, alsmede op de overeengekomen plaats en wijze opleveren.
2. Feitelijke uitvoering van het werk door de Opdrachtnemer dan wel daarmee gepaard gaande handelingen zoals bijvoorbeeld de aftekening van werkbriefjes behoudt nimmer acceptatie van het werk door de Opdrachtgever in.
3. Onverminderd de rechten van de Opdrachtgever verband houdend met ondermeer onderhoudstermijnen en/of garanties en/of de bevoegdheid van de Opdrachtgever anderszins een beroep te doen op zijn rechten voortvloeiende uit de overeenkomst, geschiedt oplevering van het werk door middel van acceptatie van het werk door de Opdrachtgever na melding van de Opdrachtnemer dat het werk voltooid en voor oplevering gereed is.

Artikel 15. De aanneemsom

1. De aanneemsom zoals vermeld in de overeenkomst is in euro's, exclusief btw en omvat alle directe en/of indirecte kosten zoals bijvoorbeeld reis- en verblijfskosten die door de Opdrachtnemer in verband met het werk en/of de materialen zijn of worden gemaakt.
2. De aanneemsom is vast, tenzij de overeenkomst de omstandigheden vermeldt die tot aanpassing van de aanneemsom kunnen leiden, alsmede de wijze bepaalt waarop de aanpassing en/of de verrekening van meer en minder werk plaatsvindt.
3. De wijziging bedoeld in het lid 2 zal geen doorgang kunnen vinden voordat de Opdrachtgever hiervan op de hoogte is gesteld en hieraan zijn schriftelijke goedkeuring heeft gegeven.

Bijlage 2 Voorbeeld van een standaard-serviceovereenkomst

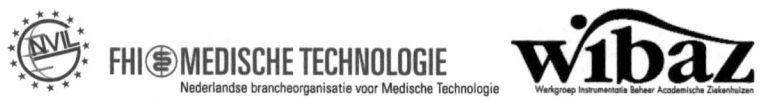

Standaard-serviceovereenkomst betreffende service en onderhoud
24 oktober 2000

Werkgroep Instrumentatie Beheer Academische Ziekenhuizen (WIBAZ)
E. Oldenborg, voorzitter

Nederlandse Vereniging voor Inkoop en Logistiek in de Gezondheidszorg (NVILG)
J. Verheijden, voorzitter

FHI, federatie van technologie branches
Nederlandse brancheorganisatie voor Medische Technologie
C.J.G.M. Rouppe van der Voort, voorzitter

Opdrachtgever: NAW-gegevens:

Basisreferentienummer:

Leverancier: NAW-gegevens:

Komen als volgt overeen:

Opdrachtgever draagt service en onderhoud op aan Leverancier en Leverancier verricht service en onderhoud aan Apparatuur.

Deze standaard-serviceovereenkomst zal in beginsel ook van toepassing zijn op verdere en andere serviceovereenkomsten, die in de toekomst tussen partijen tot stand komen.

INHOUDSOPGAVE STANDAARD-SERVICEOVEREENKOMST

Artikel 1. ONDERWERP EN DOEL VAN DE OVEREENKOMST.............. 63
Artikel 2. DEFINITIE ONDERHOUDSMODULES....................... 64
   2.1 Veiligheidsinspectie......................64
   2.2 Kwaliteitsmeting........................64
   2.3 Preventief onderhoud...................65
   2.4 Correctief onderhoud...................65
   2.5 Eerstelijnswerkzaamheden............65
   2.6 Onderdelen.......................... 65
   2.7 Telefonische ondersteuning.............65
   2.8 Conditierapportage....................66
   2.9 Bruikleenapparatuur..................66
   2.10 Update...............................66

Bijlage 2 Voorbeeld van een standaard-serviceovereenkomst

2.11 Upgrade..66
2.12 Revisiewerkzaamheden................................66
2.13 Beschikbaarheid..................................... 66
Uptime definitie..67
Normale productietijd..................................67
Downtime... 67
Storing... 67
Artikel 3. VERGOEDING, FACTURERING EN BETALING................. 67
Artikel 4. WERKTIJDEN... 68
Artikel 5. STORINGSMELDING.................................... 68
Artikel 6. RESPONSTIJDEN...................................... 68
Artikel 7. VERPLICHTINGEN OPDRACHTGEVER....................... 68
Artikel 8. OVERDRACHT VAN RECHTEN EN VERPLICHTINGEN..........69
Artikel 9. GEHEIMHOUDING....................................69
Artikel 10. AANSPRAKELIJKHEID................................. 69
Artikel 11. DUUR VAN DE OVEREENKOMST.......................... 70
Artikel 12. TUSSENTIJDSE BEEINDIGING........................... 70
Artikel 13. WIJZIGINGEN...71
Artikel 14. TOEPASSELIJK RECHT EN GESCHILLEN....................71
Artikel 15. OVERIGE VOORWAARDEN............................... 71

Artikel 1. Onderwerp en doel van de overeenkomst

1.1
Leverancier zal, met inachtneming van het in deze overeenkomst en haar bijlagen bepaalde, werkzaamheden verrichten aan de apparatuur van opdrachtgever zoals is omschreven in bijlage A, hierna te noemen de Apparatuur (met hoofdletter A geschreven).

1.2
In bijlage A is opgenomen een omschrijving van de Apparatuur met vermelding van eventuele serienummers en/of systeemnummers van de verschillende onderdelen en indien mogelijk de locatie waar de Apparatuur zich bevindt. Een systeem is een samenstelling van Apparatuur die met elkaar een functionele eenheid vormt. De apparatuurlijst(en) zullen door de leverancier worden toegevoegd. De apparatuurlijst omvat de samenstelling van de apparatuur.

1.3
Onder Leverancier (met hoofdletter L geschreven) wordt verstaan iedere natuurlijke persoon, rechtspersoon, vennootschap onder firma, commanditaire vennootschap of andere entiteit door of namens wie deze Onderhoudsovereenkomst van toepassing is verklaard, en diens vertegenwoordiger(s), gemachtigde(n) en rechtsopvolger(s).

1.4
Onder Opdrachtgever (met hoofdletter O geschreven) wordt verstaan iedere natuurlijke persoon, rechtspersoon, vennootschap onder firma, commanditaire vennootschap of andere entiteit die met een Leverancier een overeenkomst tot onderhoud sluit of heeft gesloten.

1.5
In bijlage A is tevens per apparaat de samenstelling van de overeenkomst alsmede de ingangsdatum van de overeenkomst aangegeven. Een overzicht van de onderhoudsmodules waarmee de overeenkomst in overleg kan worden samengesteld, is gegeven in artikel 2.

Leverancier en Opdrachtgever kunnen overeenkomen de werkzaamheden aan de betreffende Apparatuur en de voorwaarden waaronder deze werkzaamheden worden uitgevoerd in samenwerking te verrichten. Door partijen wordt in dat geval per apparaat vastgelegd welke werkzaamheden door Leverancier, welke door Opdrachtgever en welke gezamenlijk zullen worden verricht. Ten aanzien van de aard en omvang van de te verrichten werkzaamheden wordt hierbij verwezen naar de in artikel 2 gedefinieerde modules. De door partijen in het kader van een eventuele samenwerking gemaakte nadere afspraken en voorwaarden dienen in de vorm van een bijlage B bij deze overeenkomst te worden opgenomen.

In overleg kunnen door partijen gewenste en/of noodzakelijk geachte aanpassingen en eventuele uitsluiting van bepaalde artikelen uit deze overeenkomst worden overeengekomen. Dergelijke aanpassingen en/of uitsluitingen dienen te worden omschreven in bijlage A.

Artikel 2. Definitie onderhoudsmodules

De samenstelling van deze overeenkomst wordt per apparaat gespecificeerd in bijlage A. De overeenkomst kan, in overleg, één of meer van de in dit artikel genoemde modules omvatten. De totaalprijs is afhankelijk van de keuze en de onderlinge samenhang tussen de gekozen modules.

Leverancier zal de door hem in het kader van deze overeenkomst te verrichten werkzaamheden uitvoeren conform de wet- en regelgeving welke op de betreffende Apparatuur dwingend van toepassing is, alsmede van toepassing zijnde normen, voorschriften en uitvoeringsbesluiten, voor zover deze specifiek zijn overeengekomen.

2.1 *Veiligheidsinspectie*
De veiligheidsinspectie houdt in toetsing van de Apparatuur op veiligheidsaspecten ten minste conform fabriekspecificaties. De gehanteerde werkwijze en meetmethode bij de uitvoering van de veiligheidsinspectie worden in een checklist omschreven. De checklist wordt op verzoek ter beschikking gesteld aan de Opdrachtgever. Tenzij anders overeengekomen, zal de rapportage van de veiligheidsinspectie binnen vier weken ter beschikking worden gesteld aan Opdrachtgever. Indien een onveilige situatie wordt geconstateerd, wordt dit direct aan Opdrachtgever gemeld.

2.2 *Kwaliteitsmeting*
Onder de kwaliteitsmeting wordt verstaan het periodiek meten van een aantal vooraf overeengekomen parameters die relevant worden geacht voor een objectieve vaststelling van de kwaliteit van de betreffende Apparatuur. Basisreferentie vormt de set parameters zoals is vastgelegd bij de acceptatie/overname van de betreffende Apparatuur. De gehanteerde werkwijze en meetmethode bij de uitvoering van de kwaliteitsinspectie worden in een checklist omschreven. De checklist wordt op verzoek ter beschikking gesteld aan de Op-

drachtgever. Tenzij anders overeengekomen, zal de rapportage van de kwaliteitsinspectie binnen vier weken ter beschikking worden gesteld aan Opdrachtgever. Indien een kwaliteitsgrens wordt overschreden, wordt dit direct aan Opdrachtgever gemeld.

2.3 Preventief onderhoud

Het preventief onderhoud omvat het controleren, afregelen, bijstellen en technisch schoonmaken van de Apparatuur en het zo nodig smeren van mechanische delen. Tevens wordt de Apparatuur op de goede werking beproefd. Het preventieve onderhoud dient te gebeuren conform minimaal fabrieksvoorschriften aan de hand van duidelijk beschreven procedures, checklists, richtlijnen en specificaties, op verzoek toegankelijk voor Opdrachtgever. Tenzij anders overeengekomen, zal de rapportage van het preventieve onderhoud binnen vier weken ter beschikking worden gesteld aan Opdrachtgever. Indien een onveilige situatie wordt geconstateerd, wordt dit direct aan Opdrachtgever gemeld.

Opdrachtgever zal in de schriftelijke rapportage tevens geïnformeerd en geadviseerd worden over eventuele vervolgacties die Leverancier op basis van genoemde bevindingen noodzakelijk en/of wenselijk acht.

2.4 Correctief onderhoud

Onder correctief onderhoud wordt verstaan het opsporen en opheffen van aangemelde storingen in de Apparatuur alsmede reparaties die bij de uitvoering van preventief onderhoud en/of veiligheidsinspectie en/of kwaliteitsmeting noodzakelijk blijken te zijn zulks met inachtneming van de artikelen in deze overeenkomst. Direct na beëindiging van de werkzaamheden wordt een werkrapport opgesteld en aan de Opdrachtgever verstrekt. Indien er sprake is van een gelimiteerd aantal correctieve onderhoudsacties door Leverancier, wordt dit in bijlage A vermeld.

2.5 Eerstelijnswerkzaamheden

Onder eerstelijnswerkzaamheden worden verstaan het lokaliseren en zo mogelijk verhelpen van eenvoudige storingen aan de betreffende Apparatuur door de Opdrachtgever zelf, en kan mede omvatten bepaalde preventieve onderhoudswerkzaamheden. De omvang van de door Opdrachtgever te verrichten werkzaamheden is afhankelijk van de kwantiteit en kwaliteit van de betrokken technici van Opdrachtgever. Een nadere omschrijving van de, door partijen overeengekomen, door Opdrachtgever te verrichten werkzaamheden, wordt in bijlage A bij deze overeenkomst opgenomen. De technici van Opdrachtgever zullen de door hen verrichte werkzaamheden vermelden in de onderhoudsadministratie van de desbetreffende Apparatuur. Indien zulks van toepassing is, verstrekt de Leverancier aan Opdrachtgever een bepaalde vooraf overeengekomen vergoeding voor de door Opdrachtgever te verrichten werkzaamheden en eventueel te leveren materialen. De hoogte van deze vergoeding is in bijlage A opgenomen. Technici van de Opdrachtgever zullen, indien noodzakelijk, door de Leverancier worden opgeleid en geïnstrueerd om de overeengekomen werkzaamheden op een verantwoorde wijze te kunnen verrichten. De specifieke systeemcursussen worden door de Leverancier verzorgd tegen de daarvoor overeengekomen vergoeding. De module eerstelijnswerkzaamheden is in principe alleen mogelijk in combinatie met de module correctief onderhoud en/of preventief onderhoud.

2.6 Onderdelen

De onderdelen van de Apparatuur die bij de uitvoering van werkzaamheden in het kader van deze overeenkomst vervangen moeten worden, zullen door Leverancier worden geleverd. Eventuele hiervan uitgezonderde onderdelen dienen te worden omschreven in bijlage A bij deze overeenkomst. Onder onderdelen worden niet verstaan de bijbehorende verbruiksgoederen en accessoires.

2.7 Telefonische ondersteuning

Onder telefonische ondersteuning wordt verstaan de mogelijkheid voor technici van Opdrachtgever om, ingeval van storingen aan de betreffende Apparatuur, overleg te hebben met een ter zake kundige technicus van Leverancier. Dit overleg komt tot stand via een coördinator van Leverancier indien niet anders overeengekomen. De maximale responstijd van Leverancier wordt door partijen in bijlage A overeenkomen. De telefonische ondersteuning wordt geboden gedurende normale werkuren op normale werkdagen, tenzij partijen hieromtrent in bijlage A anders overeenkomen.

2.8 Conditierapportage

Onder conditierapportage wordt verstaan een periodieke door Leverancier aan Opdrachtgever te verstrekken schriftelijke rapportage betreffende de conditie van de onder de overeenkomst vallende Apparatuur. Leverancier geeft een waardeoordeel over de gebruikskwaliteit van de Apparatuur gekoppeld aan advies en/of prognose voor de toekomst, afhankelijk van de onder de overeenkomst vallende en in de bijlage opgenomen modules. Eventueel onderbouwd met gegevens zoals:
- het aantal door Leverancier uitgevoerde correctieve acties over de rapportageperiode;
- samenvatting van de tijdens preventief onderhoud verrichte werkzaamheden en indien van toepassing inclusief de daarbij geconstateerde afwijkingen en noodzakelijk geachte vervolgacties;
- overzicht van de relevante veiligheidsinspecties en de resultaten van de op basis hiervan verrichte controles.

2.9 Bruikleenapparatuur

Indien leverancier niet binnen de overeengekomen verwachte reparatietijd een aangemelde storing kan verhelpen, verstrekt Leverancier voor de duur van de reparatie een bruikleenapparaat. In bijlage A wordt de verwachte reparatietijd vastgelegd en kan een beschikbaarheidpercentage voor deze bruikleenapparatuur worden afgesproken. Dit bruikleenapparaat bezit ten minste dezelfde functionaliteit en inzetbaarheid als het defecte apparaat. Indien in bijlage A geen beschikbaarheidpercentage is overeengekomen, wordt uitgegaan van een beschikbaarheidpercentage voor de bruikleenapparatuur van 100%.

2.10 Update

Onder een update wordt verstaan een door de fabrikant aanbevolen aanpassing van soften/of hardware. Deze update heeft geen nieuwe functionele mogelijkheden. Alle updates, die voor de betreffende Apparatuur worden ontwikkeld, worden door de Leverancier ter beschikking gesteld en na verkregen toestemming van Opdrachtgever in de betreffende apparatuur geïmplementeerd. Implementatie kan plaats vinden door Leverancier en/of Opdrachtgever.

2.11 Upgrade

Onder een upgrade wordt verstaan nieuwe software en/of hardware met uitbreiding van functionele mogelijkheden van de betreffende Apparatuur. Alle upgrades die voor de betreffende Apparatuur worden ontwikkeld, worden door Leverancier aan Opdrachtgever op commerciële basis aangeboden, tenzij anders overeengekomen.

2.12 Revisiewerkzaamheden

Onder revisiewerkzaamheden worden verstaan werkzaamheden die een gehele of gedeeltelijke hermontage van de Apparatuur met zich meebrengen en die noodzakelijk zijn om de gevolgen van de slijtage- en verouderingsverschijnselen op te heffen om de Apparatuur ook voor langere termijn in een normale staat van bruikbaarheid te houden. Revisiewerkzaamheden zullen door Leverancier op commerciële basis worden aangeboden.

2.13 Beschikbaarheid

Leverancier staat ervoor in, in combinatie met de artikelen 2.3, 2.4, 2.6 en 2.10, dat een overeengekomen beschikbaarheid (uptime) per systeem wordt gehaald van een in bijlage A overeen te komen beschikbaarheid per jaar, kwartaal of een nader tussen partijen overeengekomen andere tijdseenheid.

Uptime-definitie

$$\text{Uptime} = \frac{\text{normale productietijd} - \text{downtime tijdens normale productietijd}}{\text{normale productietijd}}$$

Normale productietijd
De normale productietijd is conform de dekkingsuren van de overeenkomst; zie bijlage A.

Downtime
De downtime gaat in op het moment van de storingsmelding aan Leverancier tot en met het moment dat de storing is opgeheven. De downtime wordt gemeten tijdens de normale productietijd tenzij anders overeengekomen. Niet als downtime wordt gerekend:
- de tijd verbonden aan het opsporen en/of opheffen van storingen, die het gevolg zijn van:
  - niet deskundig uitgevoerde reparaties of werkzaamheden door Opdrachtgever, zijn personeel of derden;
  - oneigenlijk gebruik van de installatie of gebruik niet in overeenstemming met de door Leverancier verstrekte gebruiks- en bedieningsvoorschriften;
  - op de installatie van buiten inwerkende oorzaken, welke niet aan Leverancier zijn toe te rekenen;

— de benodigde tijd voor het uitvoeren van preventief onderhoud, kwaliteitsmeting, veiligheidsinspectie, revisie alsmede het implementeren van updates en upgrades.

Storing
Onder storing wordt hier verstaan het niet voldoen aan de door Leverancier verstrekte technische specificatie, veroorzaakt door een storing of systeemafwijking, als gevolg waarvan een verantwoord gebruik van het systeem niet mogelijk is. Het 'niet verantwoord kunnen gebruiken' is ter beoordeling van de gebruiker.

Garantie
Indien gedurende de overeengekomen periode de situatie ontstaat dat de genoemde beschikbaarheid dreigt te worden onderschreden zal, indien gewenst en indien effectief, ook buiten de normale werktijden worden doorgewerkt. De hierdoor ontstane extra kosten komen voor rekening van de Leverancier. Indien het overeengekomen beschikbaarheidpercentage per jaar/kwartaal/andere overeengekomen tijdseenheid niet wordt gehaald, heeft Opdrachtgever recht op een bepaalde vooraf door partijen in bijlage A overeengekomen vergoeding.

Artikel 3. Vergoeding, facturering en betaling

3.1
De vergoeding die Opdrachtgever voor de, ingevolge deze overeenkomst te verrichten werkzaamheden en/of te leveren onderdelen verschuldigd is, wordt per apparaat/systeem door Leverancier gespecificeerd. In deze vergoeding zijn alle kosten opgenomen die de uitvoering van de overeenkomst met zich meebrengt echter m.u.v. de kosten waarvan in deze overeenkomst is vastgelegd dat zij door Opdrachtgever zullen worden gedragen. Alle in deze overeenkomst vermelde vergoedingen zijn exclusief btw. Gedurende de garantieperiode zijn de kosten voor correctief onderhoud en het vervangen van defecte onderdelen, met inachtneming van de overeengekomen garantieregeling, onderdeel van de aankoopsom. De voor de onderhavige overeenkomst verschuldigde (aanvullende) vergoeding is gespecificeerd in bijlage A.

3.2
Facturering vindt vooraf plaats tenzij anders overeengekomen. Leverancier is verplicht een omschrijving van de gefactureerde bedragen te geven. Leverancier zal op de facturen het betreffende ziekenhuisordernummer vermelden.

3.3
Leverancier kan, met inachtneming van de ter zake geldende wettelijke prijsregeling de overeengekomen vergoedingen per kalenderjaar aanpassen. Opdrachtgever heeft het recht, in geval van verhoging van de vergoedingen binnen twee maanden na bekendmaking van de verhoging de onderhoudsovereenkomst schriftelijk te beëindigen met ingang van de datum waarop de verhoging van kracht wordt. Eventuele wijzigingen van de op de vergoedingen van toepassing zijnde wettelijke belastingen en eventuele andere overheidsheffingen kunnen te allen tijde worden doorberekend zonder dat dit recht op beëindiging

geeft. Ook kunnen partijen voor een langere periode een vaste onderhoudsprijs overeenkomen.

3.4
Kosten van storingen en reparaties, voor zover niet gedekt door deze overeenkomst, welke zich manifesteren binnen twee weken na verrichten van preventief onderhoud, zullen, indien deze te wijten zijn aan het door Leverancier uitgevoerde preventief onderhoud, voor rekening van Leverancier zijn. In alle andere gevallen zullen de kosten voor rekening van Opdrachtgever zijn, waarbij Leverancier desgewenst in alle redelijkheid zal aantonen dat er geen oorzakelijk verband bestaat met het door Leverancier uitgevoerde preventief onderhoud.

3.5
Opdrachtgever verplicht zich facturen binnen 30 dagen na ontvangst te voldoen.

Artikel 4. Werktijden

4.1
De werkzaamheden zullen door Leverancier worden verricht op normale werkdagen tussen 08.30-17.00 uur, tenzij partijen anders zijn overeengekomen. Te plannen werkzaamheden zullen door Leverancier worden verricht op tijdig met Opdrachtgever overeen te komen data en tijden.

4.2
Indien de bedrijfsvoering van Opdrachtgever dit vereist, kan na overleg met de Leverancier tevens buiten genoemde werktijden worden doorgewerkt. Leverancier is in dit geval gerechtigd een toeslag in rekening te brengen, tenzij anders door partijen is overeengekomen. De hoogte van deze toeslag wordt jaarlijks vooraf overeengekomen in bijlage A.

Artikel 5. Storingsmelding

5.1
Storingen dienen door de gebruiker(s) van de betreffende Apparatuur te worden gemeld aan de door Opdrachtgever verantwoordelijk gestelde functionarissen zoals in bijlage A vermeld. Storingen worden aan de Leverancier alleen gemeld door deze verantwoordelijk gestelde functionaris. De Leverancier zal de naam noteren van degene die de opdracht verstrekt. Deze naam is door Opdrachtgever bij Leverancier opvraagbaar.

Artikel 6. Responstijden

6.1
Onder responstijd wordt verstaan de tijd die verstrijkt tussen het tijdstip dat de storing bij de Leverancier is gemeld en het tijdstip waarop de technicus van de Leverancier op afstand of ter plaatse een begin maakt met de werkzaamheden.

6.2
De eventueel door partijen overeengekomen responstijden worden vermeld in bijlage A.

Artikel 7. Verplichtingen opdrachtgever

7.1
Opdrachtgever zal de Apparatuur conform de door de Leverancier van de Apparatuur te verstrekken voorschriften behandelen en gebruiken en het dagelijkse onderhoud van de Apparatuur verzorgen, waarvoor de Opdrachtgever volledige verantwoordelijkheid draagt.

7.2
Opdrachtgever zal, in overleg met de Leverancier, de nodige medewerking en faciliteiten verlenen die voor de uitvoering van de in deze overeenkomst opgenomen werkzaamheden nodig zijn. Opdrachtgever biedt personeel van de Leverancier ondersteuning in de vorm van geschikte werkruimte, deze dient schoon, vrij van besmettingsgevaar en direct toegankelijk te zijn. Tevens verschaft Opdrachtgever aan personeel van de Leverancier toegang tot alle ruimten, die in verband met de werkzaamheden moeten worden betreden en zal ervoor zorgdragen, dat het systeem in hygiënische staat ter beschikking van Leverancier wordt gesteld. Annuleren van afspraken door Opdrachtgever of Leverancier dient minimaal 1 dag van tevoren te geschieden. Opdrachtgever dient ervoor te zorgen dat eventueel aangebouwde Apparatuur of verbonden delen, welke niet onder het onderhoudscontract vallen, voldoen aan de voor die delen geldende fabrieksspecificaties en redelijke eisen van bruikbaarheid en deugdelijkheid en verwijderd worden zover deze de werkzaamheden belemmeren.

Artikel 8. Overdracht van rechten en verplichtingen
Partijen mogen de, uit deze overeenkomst voortvloeiende rechten en verplichtingen noch geheel noch gedeeltelijk overdragen aan derden zonder voorafgaande schriftelijke toestemming van andere partij. Aan deze toestemming kunnen voorwaarden worden verbonden. Partijen zullen een overdracht niet op onredelijke gronden weigeren.

Artikel 9. Geheimhouding
Partijen zullen geheimhouding in acht nemen ten aanzien van alle bedrijfsinformatie, e.e.a. in de meest ruime zin des woords bedoeld, die partijen in het kader van de uitvoering van deze overeenkomst ter beschikking komt en partijen zijn onvoorwaardelijk gehouden zodanige maatregelen te treffen om geheimhouding met betrekking tot al deze gegevens te verzekeren. Vorenstaande geldt niet als een partij een wettelijke plicht tot melding heeft of als een partij zelf in een geschil betrokken is waarbij deze partij gehinderd wordt in zijn verweer indien hij deze informatie niet mag gebruiken. In dat laatste geval zal deze partij zich beperken tot melding van de in dat geval noodzakelijke informatie.

Artikel 10. Aansprakelijkheid
10.1
Schade die de Opdrachtgever lijdt en waarvoor Leverancier gelet op de wet en deze voorwaarden aansprakelijk kan worden gehouden, wordt aan de Opdrachtgever uitsluitend volgens onderstaande bepalingen vergoed.

10.2
Schade in het kader van deze overeenkomst wordt vergoed tot een bedrag van € 1.000.000,- of bij afwijking daarvan, tot het bedrag zoals door partijen in bijlage A bij deze overeenkomst is overeengekomen. De Leverancier verzekert zich voor het met de Opdrachtgever overeengekomen bedrag. Op verzoek van de Opdrachtgever toont de Leverancier aan dat hij voor dit bedrag is verzekerd. Leverancier vergoedt in dit kader schade in de vorm van lichamelijk letsel en materiële schade aan installaties en eigendommen van Opdrachtgever voor zover dit letsel of deze schade is veroorzaakt door de uitvoering van ingevolge de overeenkomst te verrichten werkzaamheden en het gevolg is van personen van wie Leverancier zich bij de uitvoering van die werkzaamheden bedient; daarnaast zal in dat geval schade aan de apparatuur waarop de overeenkomst betrekking heeft volledig worden hersteld, echter totaal maximaal tot het overeengekomen bedrag zoals hiervoor vermeld. Vergoeding van gevolgschade is in het kader van dit artikel uitgesloten. Onderschrijding van beschikbaarheid en overschrijding van responstijd zijn in het kader van dit artikel uitgesloten. De vergoeding van schade bij onderschrijding van de beschikbaarheid wordt uitsluitend vastgesteld op basis van art. 2.13.

10.3
De in het voorgaande artikel bepaalde vergoeding geldt per gebeurtenis. Het recht op vergoeding van schade vervalt, indien daarop niet binnen redelijke termijn na de ontdekking van de schade schriftelijk een beroep is gedaan. Schade komt niet voor vergoeding in aanmerking, indien deze later dan na twaalf maanden na afgifte van het goed of de mededeling dat een dienst is verricht, aan het licht treedt, tenzij Opdrachtgever van de overschrijding van deze termijn redelijkerwijs geen verwijt kan worden gemaakt.

10.4
Derden die bij de uitvoering van een overeenkomst zijn betrokken en die tevens behoren tot het concern waarvan Leverancier deel uitmaakt, kunnen tegen een eventuele vordering van Opdrachtgever in ieder geval dezelfde verweermiddelen aanvoeren als de Leverancier op grond van deze voorwaarden kan aanvoeren. Van de Leverancier en genoemde derden kan tezamen geen hogere schadevergoeding verkregen worden dan maximaal van de Leverancier alleen verkregen kan worden.

10.5
Leverancier aanvaardt geen aansprakelijkheid voor de geschiktheid en deugdelijkheid van ontwerpen, tekeningen, richtlijnen, materialen en dergelijke, die door of vanwege Opdrachtgever zijn voorgeschreven en verstrekt.

Artikel 11. Duur van de overeenkomst
11.1
Deze overeenkomst wordt voor onbepaalde tijd aangegaan met de mogelijkheid in bijlage A een einddatum op te nemen.

11.2

Opdrachtgever en Leverancier kunnen de overeenkomst schriftelijk beëindigen per het einde van een kalenderjaar met inachtname van de minimale looptijd conform bijlage A en een opzegtermijn van twee maanden, voor zover hiervan in bijlage A niet specifiek wordt afgeweken.

11.3

De Leverancier staat ervoor in dat de mogelijkheid van een overeenkomst gedurende een periode zoals overeengekomen in bijlage A na productiestop van de betreffende Apparatuur kan worden afgesloten. De Leverancier kan indien Opdrachtgever zulks verlangt na het verstrijken van deze periode een overeenkomst aangaan op nader overeen te komen voorwaarden.

11.4

In geval van tijdelijke of definitieve buiten gebruikstelling van de Apparatuur door Opdrachtgever tijdens de duur van de overeenkomst treden partijen met elkaar in overleg. Indien de Apparatuur tijdens de duur van de overeenkomst definitief buiten gebruik wordt gesteld, treden partijen met elkaar in overleg over het door Leverancier of Opdrachtgever te vergoeden bedrag. De wijze waarop dit bedrag wordt vastgesteld is in bijlage A bepaald. In beginsel zal naar rato worden gecrediteerd met inachtneming van gemaakte afspraken.

Artikel 12. Tussentijdse beëindiging

12.1

Indien een partij in de nakoming van de overeenkomst tekortschiet zonder dat dit aan deze partij kan worden toegerekend en waarbij nakoming blijvend onmogelijk is, dan kan deze overeenkomst met onmiddellijke ingang beëindigd worden. Indien nakoming niet blijvend onmogelijk is, kan de beëindiging pas plaatsvinden nadat een periode van vijfenzeventig aaneengesloten kalenderdagen dat nakoming niet mogelijk is, verstreken is. Van het tekortschieten in de nakoming van een verplichting, welke niet toerekenbaar is, is sprake, indien dit niet te wijten is aan zijn schuld, noch krachtens wet, rechtshandeling of in het verkeer geldende opvattingen voor zijn rekening komt ofwel indien er sprake is van overmacht. Als zodanige omstandigheid geldt in ieder geval oorlog of brand.

12.2

De overeenkomst kan voorts geheel of gedeeltelijk door beide partijen met onmiddellijke ingang worden beëindigd:
- indien de wederpartij in staat van faillissement is geraakt of haar surséance van betaling is verleend;
- door een derde beslag op een deel of het gehele vermogen van wederpartij wordt gelegd;
- als de wederpartij een rechtspersoon is, de liquidatie van de wederpartij wordt aangevangen, dan wel een vordering tot ontbinding van de wederpartij wordt ingesteld of een ontbindingsbesluit ten aanzien van de wederpartij wordt of is genomen.

12.3
Ieder der partijen heeft het recht na schriftelijke ingebrekestelling doch zonder rechterlijke tussenkomst de overeenkomst met onmiddellijke ingang geheel of gedeeltelijk te beëindigen, indien de wederpartij verplichtingen uit deze overeenkomst niet nakomt, gedurende een periode van ten minste dertig dagen. In dat geval dient de niet nakoming niet zijn oorzaak te vinden in niet toerekenbaar tekortschieten en dient de niet nakoming dusdanig zwaar te wegen dat voortzetting van de overeenkomst door de andere partij niet kan worden verlangd.

12.4
Beëindiging van de overeenkomst geschiedt per aangetekende brief aan de wederpartij.

Artikel 13. Wijzigingen
Wijzigingen van deze overeenkomst of aanvullingen daarop zijn slechts geldig voor zover deze schriftelijk tussen Opdrachtgever en Leverancier zijn overeengekomen.

Artikel 14. Toepasselijk recht en geschillen
14.1
Op deze overeenkomst en alle overeenkomsten die daaruit voortvloeien is uitsluitend Nederlands recht van toepassing.

14.2
Alle geschillen die naar aanleiding van deze overeenkomst of daaruit voortvloeiende overeenkomsten tussen partijen mochten ontstaan, zullen aanhangig worden gemaakt bij de bevoegde rechter in het arrondissement waar Opdrachtgever statutair dan wel feitelijk is gevestigd.

14.3
Partijen kunnen overeenkomen dat een geschil, als in het voorgaande lid bedoeld, onderworpen wordt aan arbitrage volgens een op te maken akte van compromis of dat daarover een bindend advies gevraagd wordt.

14.4
Een geschil is aanwezig indien één der partijen zulks stelt.

Artikel 15. Overige voorwaarden
15.1
De Opdrachtgever heeft de bevoegdheid tot identificatie van personeel dat door de Leverancier bij uitvoering van de overeenkomst wordt betrokken.

15.2
De Leverancier en zijn personeel dienen zich voordat met de uitvoering van de overeenkomst een aanvang wordt gemaakt op de hoogte te stellen van de inhoud van de op het terrein en in de gebouwen van de Opdrachtgever geldende voorschriften en reglementen,

onder andere inzake veiligheid, gezondheid en milieu, en zich dienovereenkomstig te gedragen. De Opdrachtgever zal deze voorschriften en reglementen op verzoek van Leverancier, ruimschoots van te voren aan Leverancier beschikbaar stellen of ter inzage geven.

15.3
Partijen houden zich over en weer alle rechten voor, waaronder die van intellectuele en industriële eigendom, met betrekking tot informatie die zij in het kader van de totstandbrenging van een overeenkomst bijvoorbeeld in de vorm van tekeningen, schema's, ontwerpen of software aan de wederpartij verstrekt. De informatie mag slechts binnen het kader van het tot stand brengen en uitvoeren van deze overeenkomst worden gebruikt. Voor schade tengevolge van inbreuk op genoemde rechten is de veroorzakende partij aansprakelijk.

15.4
Indien bij deze overeenkomst tevens softwarevoorwaarden tussen Leverancier en Opdrachtgever zijn overeengekomen, zijn deze aan deze overeenkomst gehecht als bijlage C. In geval van strijdigheid tussen één of meer bepalingen van de softwarevoorwaarden en één of meer bepalingen van deze overeenkomst, prevaleren de bepalingen van deze overeenkomst.

Aldus overeengekomen en getekend,

Te	te
(handtekening Opdrachtgever)	(handtekening Leverancier)

Literatuur

Literatuur

M. Lenselink, J. Telgen, *Inkoopmanagement in de zorgsector*. Deventer: Kluwer Bedrijfsinformatie, 2001.

PriceWaterhouseCoopers, *Vrijwillig Europees aanbesteden in de gezondheidszorg*.

J. van der Puil, J. Lagerweij, *Handboek Inkoopmanagement*. Alphen aan den Rijn: Samsom, 1991.

G. Rietveld, *Facilitair inkoopmanagement, concurrentievoordeel door inkoopkracht*. Schoonhoven: Academic Service, 1997.

A.J. van Weele, *Inkoop in strategisch perspectief*. Deventer: Kluwer, 1999.

Register

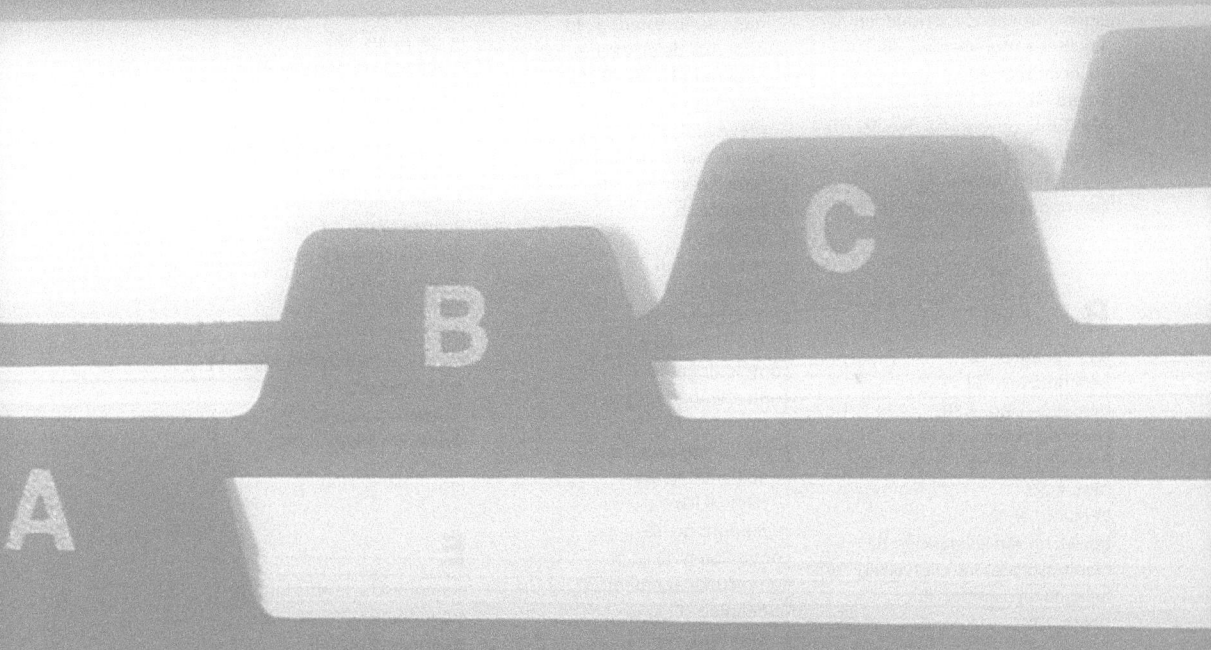

Register

A

aanbesteden
- Europees 78, 86
- innovatief 82, 85

aanbesteding
- gesloten 15
- open 15
- via internet 15

aanbod 123
aanneemsom 134
aansprakelijkheid 127
aansprakelijkheid van leverancier 36, 48
aansprakelijkheid, keten- 37
aanvaarding van levering 125
abc-analyse 112, 116
acceptatie
- van werken 134

adviesbureaus energie-inkoop 74
afnamecontract 43
Alcatel-termijn 80
algemene inkoopvoorwaarden 121
algemene voorwaarden 38
all-incontract 40
arbeid 41
ARBIT-inkoopvoorwaarden 99
arbitrage 49
arbitragecommissie 49
autonome kosteninflatie 70

B

bankgarantie 132
benchmarken 52
benchmarking 4, 116
beoordelingsmatrix 13
bestedingsinflatie 70
bestek 93
betaling 47, 124
bewaking van leverancier 112
biedingsproces internetveiling 94
bijlagen bij contract 16
boete 126

C

certificaten
- levering van 127

citeertitel 128
co-makership 82
communicatieschema 113
concurrent users 96
concurrentie 28

contract 2
- afname- 43
- afsluiten 3
- all-in- 40
- beheren 3
- benchmarken 116
- beoordelen 4, 46
- bewaken 16
- bijlagen bij 16
- correctief 40
- debet- 43
- definitie 34
- diensten- 41
- evalueren 16
- geïntegreerd 84
- huur- 44
- inspectie- 41
- knelpunt- 29
- langdurig 48
- lease- 44
- licentie- 50
- looptijd 36
- met voorinvestering 40
- onderhandelen over 4, 53
- onderhouds- 19, 40, 49
- opstellen 4
- preventief 40
- preventief/correctief 40
- samenwerkings- 40
- strategisch 29
- totaal- 31
- voorwaarden 38
- WIBAZ- 16

contractbeheer 62
contractbewaking 68
contractduur 48
contractenbeheersysteem
- opzetten 62

contractenbestand 62
- actualiseren 64
- digitaal 64
- rapportage 65

contracteren 15
contractmanagement 30
- definitie 3
- opzetten van 5

contractmanager 7
- binnen DMU 54
- functieomschrijving 116
- positie in organisatie 4
- taken 3, 116

contractprocedure 6
controle
- van werk en materialen 133

controle van levering 124
core business 23
corporate design 82

corporate engineering 82
correctief contract 40
CTG-index 70
current-usergebruik 42

D

DDP 124
debetcontract 43
decision making unit 54
decision making unit (DMU) 12
delivered duty paid (DDP) 124
derde(n)
- directievoering door 131

detacheerder 102
diensten
- aanvullende voorwaarden 129
- duurzaam inkopen 88
- duurzaamheid bij inkoop van 88
- Europees aanbesteden 81
- garanties 130
- inkoop via internet 92
- inkopen 10, 12
- kenmerken 10
- ketenaansprakelijkheid 129
- kwaliteit 130
- niet-nakoming 130
- state of the art 130

dienstencontract 41
directievoering door derde(n) 131
DMU 12
- rol van contractmanager 54

documentatie
- levering van 127

duurzaam inkopen 88

E

economische levensduur 18
eigendomsovergang 126
eigendomsrechten
- industriële 126
- intellectuele 126

elektriciteit inkopen 73
EMVI-methode 79
energie inkopen 72
energiebelasting 75
energiemarkt 72
energiemeter 74
Enterprise Resource Planning 82
E-procurement 92

Register

A–O

Europees aanbesteden 78, 86
- beperkingen 82
- diensten 81
- niet-openbare procedure 79
- voor- en nadelen 81

exploitatiekosten 116

F

facturering 46, 124
factuur
- betaling van 124

FENIT-voorwaarden 99
fixed price 34, 85

G

garantie 19, 126
- op diensten 130
- op werken 133

gas inkopen 74
gastransporttarief 74
gebruiksrecht 41
geïntegreerde contract 84
geschil 128
gesloten aanbesteding 15
gunningscriterium 22

H

hefboomartikel 28, 84
hefboomdienst 29
hosting 96
huurcontract 44

I

inbesteden 22
Incoterm DDP 124
indexering 35
- open 47

industriële eigendomsrechten 126
inflatie
- soorten van 70

inkoop van diensten
- duurzaamheid bij 88

inkoop-actieplan 116
inkoopcombinaties 17
inkoopmatrix van Kraljic 28, 84
inkooptactiek 29

inkoopvoorwaarden
- algemene 119, 121

inkopen
- duurzaam 88
- fasen 12

inkopen van diensten 16
inkopen van energie
- adviesbureaus 74

inkoper 6
inleereffect 22
innovatief aanbesteden 82
innovatief aanbesteden, voor- en nadelen 85
inspectiecontract 41
intellectuele eigendomsrechten 126
intermediair 6
internet
- inkopen via 92
- veilen op 92

internetveiling 102
- biedingsproces 94

inventarisbestand 63
investering
- inkopen 18

J

Just-In-Time levering 82

K

ketenaansprakelijkheid 37, 129, 132
keuring
- van werk en materialen 133

keuring van levering 124
kleine lettertjes 47
knelpuntartikel 29, 84
knelpuntcontract 29
knelpuntdienst 29
kosteninflatie 70
Kraljic 84, 116
- inkoopmatrix 28

kwaliteit van de diensten 130

L

leasecontract 44
leerervaringsplaats 89
leiding 131
levensduur
- economische 18

leverancier
- aansprakelijkheid 36, 48
- bewaken 112
- solvabiliteit 25

leveranciersbestand 62
leveranciersmanagement 112
levering
- aanvaarding 125
- controleren 124
- inspecteren 124
- keuren 124
- testen 124
- weigering 125

levering certificaten 127
levering documentatie 127
licentie 46, 97
licentie, omschrijving 41
licentiecontract 50
loonkosteninflatie 70
looptijd van contract 36

M

make-or-buy-analyse 22
make-or-buy-beslissing 4, 22, 24
materiaalkosten 46
meerkosten 69
meerwerk 46
- valkuilen 32

merk(on)gebonden onderhoud 29
multi-userlicentie 42

N

nakoming van levering 124
NBW 36
Nederlands recht 49
niet-nakoming
- van diensten 130

niet-openbare procedure 79
Nieuw Burgerlijk Wetboek (NBW) 36

O

onderaannemer 32
onderhandelaar
- relatiegericht 52

onderhandelaars
- typen 52

onderhandelen
- strategieën 52

- tijd en ruimte 52
- valkuil 53
onderhandelingsprocedure 82
onderhandelingstruc 52
onderhoud, merkgebonden/
  merkongebonden 29
onderhoudscontract 19, 35, 40, 49
onderhoudskosten 18
onderhoudsprogramma 18
onderopdrachtnemers
- voorwaarden 131
ontbindende voorwaarden 37
ontbinding
- van overeenkomst 127
onvoorzienbaar 37
opdrachtnemer
- waarschuwingsplicht 131
open aanbesteding 15
open indexering 47
open source-software 97
oplevering 134
overdracht van verplichtingen 123
overeenkomst
- ontbinding van 127
overmacht 126
ownership
- total cost of 17

P

partner in business-model 82
partner-in-businesssituatie 25
payrolling partner 102
prestatie-indicatoren 68
preventief contract 40
preventief/correctief contract 40
prijs 123
- toetsing 34
- vaste 34
prijsafspraak 17
prijsherziening 123
prijsverhoging 35, 70
procuratieregeling 6
programma van eisen (PVE) 12
PVE 12

R

rapportage over contract 65
recht
- toepasselijk 128
regieprijs 34
regietarief 46
relatiegerichte onderhandelaar 52

responstijd 23, 35, 40
risico afgekeurde zaken 126
risicoanalyse
- bij aanschaf apparatuur 19
risicomijding 83
routineartikel 28, 84

S

samenwerkingscontract 40
Senternovem 88
service level agreement (SLA) 41,
  42, 68
serviceovereenkomst 135
shark 52
SLA 41, 42, 68
solvabiliteit van leverancier 25
standaard-modelaankondiging 78
standaard-serviceovereen-
  komst 119, 135
strategisch artikel 28, 84
strategisch contract 29
strategisch instrument 116

T

tender 85
termijnmarkt energie 72
testen
- van levereing 124
toepasselijk recht 128
toepasselijkheid 122
toezicht 131
totaalcontract 31
total contractor 31
total cost of ownership 17, 46, 116
troubleshooter 5
turn key-uitbesteden 83

U

UAV-1989 131
uitbesteden 22
- totaal 85
- turn key- 83
- voordelen 23
updates en upgrades 98
upgrades en updates 98
up-timegarantie 35

V

vaste prijs 34
veiling op internet 92
verbruiksbasis 69
verplichtingen
- overdracht van 123
verschuiving van verantwoordelijkheden 85
vooraankondiging van aanbestedingen 78
voorinvestering 40
voorrijtarief 40, 46
voorruitbetalen 46, 69
voorwaarden
- aanvullende m.b.t. diensten 129
- aanvullende m.b.t. werken 131
- ontbindende 37
voorwaarden in/bij contract 38

W

waarschuwingsplicht opdrachtnemer 131
Weens Koopverdrag 128
weigering van levering 125
werken
- aanvullende voorwaarden 131
- garanties 133
- ketenaansprakelijkheid 132
- state of the art 133
werkorderbestand 64
WIBAZ-contract 16
winstinflatie 70

Z

zorg
- innovatief aanbesteden 82
zorgportaal 92
zzp'er 102

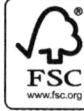

MIX
Papier aus verantwortungsvollen Quellen
Paper from responsible sources
FSC® C105338

If you have any concerns about our products,
you can contact us on
ProductSafety@springernature.com

In case Publisher is established outside the EU,
the EU authorized representative is:
**Springer Nature Customer Service Center GmbH
Europaplatz 3, 69115 Heidelberg, Germany**

Printed by Libri Plureos GmbH
in Hamburg, Germany